地域・在宅看護論

訪問時のお作法から実習のポイントまで

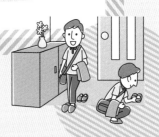

篠崎惠美子
人間環境大学看護学部・教授

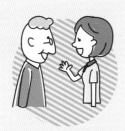

藤井徹也
豊橋創造大学保健医療学部看護学科・教授

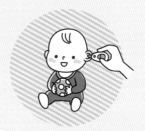

JN048710

医学書院

事例から学ぶ地域・在宅看護論
―訪問時のお作法から実習のポイントまで

発　行　2021年 2 月15日　第 1 版第 1 刷©
　　　　2022年 8 月15日　第 1 版第 2 刷

著　者　篠崎惠美子・藤井徹也
　　　　しのざきえみこ　　ふじいてつや

発行者　株式会社　医学書院
　　　　代表取締役　金原　俊
　　　　〒113-8719　東京都文京区本郷 1-28-23
　　　　電話　03-3817-5600(社内案内)

印刷・製本　三報社印刷

ISBN978-4-260-04618-3

はじめに

わが国は，世界でも類を見ないほど少子高齢化が急速に進んでいます。人口および疾病構造の変化，療養の場の多様化などにより，在宅医療・看護・介護の需要は今後ますます増大していくことが予測できます。地域医療構想の実現や地域包括ケアシステムの推進などの制度改革が進められ，多職種が連携して適切な保健医療福祉を提供することが期待されています。そのような社会背景のもと，新しい看護基礎教育のカリキュラムでは，これまでの「在宅看護論」が「地域・在宅看護論」として1〜3年次まで通して学ぶ科目に位置づけられ，単位数も2単位増加しました。これは，さまざまな療養の場で生活する看護の対象者に対し，これまで以上の高い能力をもって看護を提供することが求められることを示しています。

本書の原稿を書き上げた2020年は，フローレンス・ナイチンゲールの生誕200年という記念すべき節目の年でした。しかしこの年は，全世界が今まで経験したことがない規模で新型コロナウィルス感染症が流行し，とても大きな影響を与えた1年となりました。私たちの生活も大きく変化しました。そのような中においても，私たちの生活や看護にとって変わることなく，いえ，こんな状況だからこそ大切なことは，コミュニケーションであると考えています。

本書は『看護コミュニケーション—基礎から学ぶスキルとトレーニング』の発刊後，地域・在宅看護に携わる看護師さんたちからの後押しもあり，執筆を開始いたしました。フローレンス・ナイチンゲールは，"Regardless to any work, it is only in the field is to be able to learn in practice." （どんな仕事をするにせよ，実際に学ぶことができるのは現場においてのみである）という言葉を述べています。この言葉の通り，地域・在宅看護を学ぶためには，実際に地域・在宅に赴き，直接体験し，感じることが大切です。そのため，看護学生が地域・在宅においてよい体験をするために必要なこと，療養者・家族と良好な関係を築くために最低限必要なこととして，訪問時の「お作法」から説明をしています。

また，本書は，新しいカリキュラムにおいて，入学後早い時期に地域・在宅看護論の学修が開始されることを想定して構成しています。初めて地域・在宅看護論を学ぶ看護学生を対象に，地域・在宅看護におけるコミュニケーションを通して，地域で生活する療養者の看護を学ぶことをねらいとしています。そのため，著者らが過去に行った研究結果や，実際に多くの訪問看護師が遭遇した事例（療養者）をもとに解説しており，看護学生の実習においては稀にしか経験できないような事例も取り上げています。

将来的に地域・在宅看護論の実習施設が多様化することや，学修内容も教育機関により一律ではなく，学修目標（到達目標）や実習における療養者との関わりの深さなども異なるでしょう。本書は，地域・在宅看護論の初学者を対象に想定していますが，事例の対応などについては，看護学生の対応・視点でとどめず，訪問看護師として望ましいあり方を考えていきます。その点を理解していただいたうえで，それぞれの状況に合わせて，アレンジして学修に活用していただくことが可能だと考えています。

本書の完成に向けて丁寧にご対応いただきました医学書院の栗原ひとみ氏，企画から長い時間ご尽力いただきました近江友香氏，そしていつもあたたかく見守ってくださった北原拓也氏に深く感謝いたします。

2021年1月

著者　篠崎恵美子・藤井徹也

目次

はじめに …… 3

序章 | 今なぜ地域・在宅看護を
学ぶのか …… 8

① 「生活者」から考える …… 8
  1 ▸▸ 看護はもともと家庭内で行われていた …… 8
  2 ▸▸ 超高齢社会と地域包括ケアシステム …… 8
  3 ▸▸ 地域包括ケアシステムにおける訪問看護師の役割 …… 9

② 地域・在宅看護と病院内看護の違い …… 10
  1 ▸▸ 療養者・家族が主体である …… 10
  2 ▸▸ 生活に医療をなじませ，自立を支援する …… 11
  3 ▸▸ 多様な年齢・疾患・環境の療養者が対象となる …… 11
  4 ▸▸ 自律した観察と判断が求められる …… 12
  5 ▸▸ 制度や法律によって料金や時間などが規定されている …… 12

第1部 | 実習に行く前に知っておきたい
地域・在宅看護の基本 …… 13

第1章 | 地域・在宅に出かける前に
おさえておきたい基本的マナー …… 14

① 訪問前のマナー …… 14
  1 ▸▸ 利用者の情報の確認をします …… 14
  2 ▸▸ 持ち物に忘れ物がないかを確認します …… 14
  3 ▸▸ 身だしなみの確認をします …… 17
  4 ▸▸ 訪問時間と訪問場所・経路と所要時間の確認をします …… 17
  5 ▸▸ トイレを済ませておきます …… 18

② 玄関でのマナー …… 18
  1 ▸▸ インターホンを鳴らす前に，身だしなみを整えます …… 18
  2 ▸▸ 一呼吸おいてインターホンを鳴らします …… 18
  3 ▸▸ 療養者・家族が出てこられたら，もう一度挨拶をします …… 19

③ 療養者のお部屋でのマナー ⋯⋯ 20

  1 ▸ 入室時には，ノックか声かけをします ⋯⋯ 20

  2 ▸ 座る前に挨拶をします ⋯⋯ 20

  3 ▸ 勧められた席に座ります ⋯⋯ 20

  4 ▸ ケアに入る前に挨拶をします ⋯⋯ 21

④ 退出時のマナー ⋯⋯ 21

  1 ▸ 後片付けをします ⋯⋯ 21

  2 ▸ 終了の挨拶をします ⋯⋯ 21

  3 ▸ 玄関で退出の挨拶をします ⋯⋯ 22

  4 ▸ 玄関を出た後も気を抜きません ⋯⋯ 22

  COLUMN 訪問かばんはドラえもんのポケット !? ⋯⋯ 23

第2章 | 地域・在宅看護における
コミュニケーションと
情報収集のポイント ⋯⋯ 24

① 地域・在宅看護における
コミュニケーションの基本 ⋯⋯ 24

  1 ▸ コミュニケーションの場面を設定する（環境を整える）⋯⋯ 24

  2 ▸ 聴くための技法を活用する ⋯⋯ 25

② 地域・在宅看護における情報収集のポイント ⋯⋯ 32

  1 ▸ 限られた訪問時間で効率的に収集する ⋯⋯ 32

  2 ▸ 療養者・家族の個人情報は慎重に扱う ⋯⋯ 35

  3 ▸ 基本的な情報収集の項目 ⋯⋯ 35

  4 ▸ いざという時に役立つフィジカルイグザミネーション ⋯⋯ 37

③ 地域・在宅看護における看護過程と記録 ⋯⋯ 42

  1 ▸ 地域・在宅看護における看護過程 ⋯⋯ 42

  2 ▸ 地域・在宅看護における記録 ⋯⋯ 44

第2部　事例を通して地域・在宅看護を学ぶ …… 47

第3章　療養者・家族を主体とした看護 …… 48

Case 1 **必要でないケアを要求される** …… 48
医学的には浣腸の必要がない機能性慢性便秘の療養者に，
「オムツ交換が大変だから」と家族が浣腸を要求する。

Case 2 **よかれと思って提案したことが苦情に発展** …… 52
布団での臥床時間の長い療養者に介護用ベッドを勧めたら，
家族から「看護師が無理やり勧めてきた！」と苦情，契約解除に。

Case 3 **療養者と家族の意見が対立** …… 56
体格のよい療養者の介護で，主介護者に腰痛が出現。
デイサービスを勧める息子夫婦と，拒否する療養者が対立！

第4章　生活の場での看護 …… 60

Case 4 **暮らしの場は，不適切な療養環境！?** …… 60
糖尿病のある療養者が住むのは，不衛生な猫屋敷。
感覚が鈍麻した足に，引っ掻き傷を発見！

Case 5 **療養者を中心にした環境調整** …… 64
猛暑日でも頑としてエアコンを使わない COPD の療養者。
日中独居で，家族も熱中症を心配するけれど……

Case 6 **夜間の緊急電話の対応** …… 68
慢性心不全のある療養者が夜間に転倒。
主介護者は不在で，慌てた孫から緊急電話がかかってきた！

第5章　在宅エンド・オブ・ライフケア …… 72

Case 7 **在宅看取りを望む療養者と家族の不安** …… 72
在宅看取りを希望して，緩和ケアを受ける療養者。
家族は「つらそうで見ていられない」と入院希望に……

Case 8 **独居の療養者のエンド・オブ・ライフケア** …… 76
がん末期で，在宅看取りを希望する独居の療養者。
家族は海外で，どこまで自宅で過ごせる？

Case 9 **遺族のグリーフケア** …… 80
若くしてお亡くなりになった療養者。
遺された家族に訪問看護師ができることは？

第6章 **認知機能が低下した人の
在宅療養生活支援** ⋯⋯ 84

Case 10 **老老介護の世帯で介護者が認知症に** ⋯⋯ 84
パーキンソン病で車いすを利用している療養者。
主介護者である妻の認知機能が低下してきた。

Case 11 **認知症のある療養者からの暴言・暴力** ⋯⋯ 88
認知症のある男性療養者。
看護師がストーマケアをすると暴言・暴力が出てしまう⋯⋯

Case 12 **介護者による虐待が疑われる** ⋯⋯ 92
認知症が進行した療養者の身体に，内出血の跡を発見。
1人で介護を担っている息子からの虐待か?

COLUMN 高齢者虐待 ⋯⋯ 96

第7章 **地域包括ケアシステムをつくる
多職種連携** ⋯⋯ 98

Case 13 **医師との連携** ⋯⋯ 98
複数の疾患をもち，それぞれに別の主治医がいる療養者。
訪問看護指示とは別の疾患について医師に相談したいけど⋯⋯

Case 14 **地域支援チームによる退院前カンファレンス** ⋯⋯ 102
ALS のある療養者が入院して人工呼吸器を装着。
退院にあたり，家での生活を支えるために必要なことは?

Case 15 **役割の違う看護師同士の連携** ⋯⋯ 106
訪問看護師，訪問入浴の看護師，デイサービスの看護師⋯⋯
「みんな言うことが違う」と戸惑う家族に何を伝える?

索引 ⋯⋯ 112

人物イラスト イラスト工房
デザイン hotz design inc.

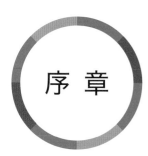

序章　今なぜ地域・在宅看護を学ぶのか

① 「生活者」から考える

1 ▶▶ 看護はもともと家庭内で行われていた

　看護の起源を考えたことがありますか。看護は人類の誕生とともに始まったといわれています。看護(Nursing)は，もともと，女性が子どもを産み育てる現象，誰かの手によりケアすることを示す言葉でした。その後，子どものケアにとどまらず，病人の世話も表すようになり，フローレンス・ナイチンゲールが近代看護の礎を築きました。

　看護の始まりにおいて，ケアの対象は家庭内にいました。病院という施設の始まりは中世です。それまでは，現在のような治療と看護を行う病院がありませんでしたから，病気になったら家庭内でケアを受けていました。現代においては，病気になったら，まずは家庭内でケアを受け，家庭内でのケアでは立ち行かなくなった時に，入院し治療と看護を受けます。入院している患者さんは，そもそも地域で生活する人であって，ヘンダーソンが述べているように「体力，意思力あるいは知識があれば，自分の健康あるいは健康の回復(あるいは平和な死)のための各種の行動を自分で行うことができる」人です。それができなくなった時に助けることが看護であり，治療や看護を求めて入院した時に，私たち医療者がその人を「患者」と呼んでいるのです。つまり，患者さんは，もともと地域で生活をしていた人なのです。

2 ▶▶ 超高齢社会と地域包括ケアシステム

　わが国は，深刻な少子化および平均寿命の延伸により急激な人口構造の変化が起こり，超高齢社会になっています。高齢の療養者や障がい者が増加し，国民医療費は増大しました。増大する医療費を支える現役世代の人数(生産年齢人口)が減少している現在において，従来のように，病院など施設に依存した医療・介護サービスの提供を継続することは困難です。

　その結果，医療費を抑制することが社会保障の課題となり，在院日数の短縮化が図られ，医療ニーズの高い療養者であっても退院する状況となりました。また，

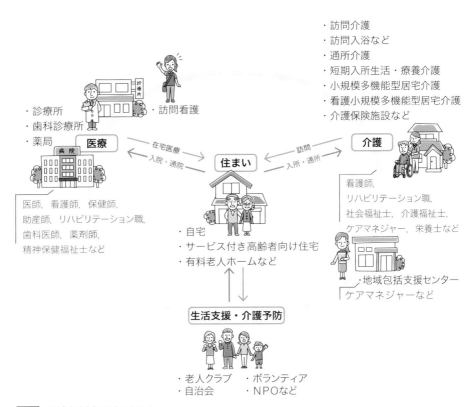

図1 地域包括ケアシステム

高齢化により，認知症のように治療困難な疾患をもちながら地域で生活する高齢者が増加してきました。つまり，「病気を治す」のではなく，「病気や障がいとともに生活する」という考え方に変化してきたのです。

　しかし，超高齢社会において社会資源は十分とはいえません。病気や障がいとともに生活する高齢者を支えるためには，地域において助け合える関係が必要不可欠となります。これらのことから，2011（平成22）年に介護保険法が改正され，新たな住民相互の助け合い（互助）の観点を包含した「地域包括ケアシステム」**図1**が導入されました。これは「2025年を目安に，高齢者の尊厳の保持と自律生活支援の目的の下で，可能な限り住み慣れた地域で，自分らしい暮らしを人生の最後まで続けることができるよう，地域の包括的な支援・サービス提供体制の構築を推進」するものです。

3 ▶▶ 地域包括ケアシステムにおける訪問看護師の役割

　病気や障がいとともに生活することを支える地域・在宅看護には，地域包括ケアシステムの中で大きな期待が寄せられています。地域包括ケアシステムは，「医療」「介護」「介護予防」「住まい」「自立した日常生活の支援」の5つの要素が一体的に提供されることを目指しています。

地域・在宅看護では，病院に入院し，医療依存度の高い状態で退院する人が在宅療養者となることが多いイメージがありますが，地域・在宅で日常生活を送っていた人が，入院することなく徐々に地域・在宅看護を必要とする状態に移行する場合や，老衰による自然な死を迎えるために地域・在宅看護を利用する場合など，多様です。したがって療養者の年齢，状態，病態，病期なども多様であり，それぞれ特有の課題があります。

　訪問看護師は，療養者の住まいを拠点として療養者・家族の望む生活を現場で支えており，今後も地域包括ケアシステムの要になることが期待されています。療養者・家族の生活を支えるために，私たちは地域・在宅看護を学ぶ必要があります。

② 地域・在宅看護と病院内看護の違い

　それでは地域・在宅看護と病院内看護との違いは何でしょうか。

1 ▶▶ 療養者・家族が主体である

　まずいちばん大きな違いは，地域・在宅看護の**主体は看護の受け手である療養者・家族である**ということです。もちろん病院でも，看護師は患者中心の看護（医療）に努めていますが，地域・在宅と比べるとやはり医療者が主体ということが否めない状況も多くあります。たとえば，起床・消灯時間，食事時間，入浴時間，面会時間などが決められていることや，病室という限られた空間において，入院生活に必要なものを必要最低限しか持ち込めないことなど，病院では治療を優先した環境で生活することになります。しかし，地域・在宅看護の場合は，療養者・家族がケアサービスを受ける事業所や，時間などを選択・契約し，ケア内容も療養者・家族と相談して了解を得たうえで決定します。したがって，看護の主体は療養者・家族になります。

　地域・在宅看護においては，事業所と療養者・家族との契約により看護が提供されます。そのため，提供されたケアサービスについて不満がある場合，担当看護師の変更や，サービス内容の打ち切り，契約解除，事業所の変更なども可能です。病院内看護の場合，ケアサービスという表現はしませんが，地域・在宅看護の場合，サービスやケアサービスという表現が使われるということからも，ケアの受け手である療養者・家族が主体であるということが容易に想像できるでしょう。言い換えると，訪問看護師やそこに同行する看護学生の態度によっては，契約解除にもなり得るということです。

2 ▸▸ 生活に医療をなじませ，自立を支援する

　2つ目の違いは，**療養者・家族の生活を理解する，医療を生活になじませる，自立を支援することが重要である**ということです。地域・在宅看護の目的は，療養者の生命維持や日常生活の遂行であり，入院患者への看護の目的と本質的には同じです。しかし，療養者・家族の生活の場である地域・在宅においてケアサービスである看護が提供されることから，次のような違いが生まれます。

① 病院は治療を中心とした医療の場であるが，地域・在宅は家族を単位とした生活の場であること。

② 病院は医療者が事実上の主体であるが，地域・在宅では療養者や家族が主体で，療養者は家族の一員でもあること。

③ 病院において患者は，24時間医療の専門家による医療的管理のもとにあるが，地域・在宅では医療の専門家が訪問している限定された時間以外は，療養者は家族のもとにあること。

④ 地域・在宅で生活する療養者は，自分とその家族の生活を大切にしており，健康問題の解決を含めた QOL（生活の質）について強い意思をもっていること。

　このように病院と異なる地域・在宅において，療養者・家族のニーズをもとに行われる看護は，医療を受けることを主とした入院生活を送る患者に対する看護とは異なる視点に立って提供しなくてはいけません。それはすなわち，療養者を生活者として捉えること，療養者・家族の生活史・考え方・価値観を理解することで，医療を生活になじませ，自立を支援することになります。そして，療養者や家族の意見を尊重し，対象者の生活に合わせた看護を提供します。

3 ▸▸ 多様な年齢・疾患・環境の療養者が対象となる

　日本訪問看護財団（2019）の調査によると，超高齢社会のもと，近年急速に訪問看護の量的拡大・機能的拡大が進み，さらなる質の向上が求められています。在宅療養者の疾病は，脳血管疾患，筋・骨格系疾患，認知症，悪性新生物などと多岐にわたり，その実態から，脳血管疾患後の療養者，認知症のある人，がん終末期など在宅ターミナルケア，精神疾患のある人，重症心身障害児者（小児）などに対応し，在宅療養を支えることができる訪問看護が求められています。

　このように，地域・在宅看護の**対象となる療養者・家族は，乳幼児から高齢者までの幅広い年齢層に及び，疾患も診療科別に区別されることなく，さまざまな疾患が含まれ，重複して罹患している場合も少なくありません**。つまり，どのライフサイクルにある人も看護の対象となるのです。このほかにも，住環境や地域の生活環境の調整を含んだ看護が必要になる場合もあります。

4 ▸▸ 自律した観察と判断が求められる

　ケアサービスとして看護を提供する訪問看護師は，**通常は1人で訪問し，看護の提供や，療養者・家族の状況の判断をする必要があります**。地域・在宅においては，検査のための医療機器はほとんどありませんので，インタビューと簡単な道具を使って行うフィジカルイグザミネーションの技術が必要不可欠です。訪問看護師の適切な判断が，療養者・家族のQOLに大きく影響するという点も，医師が常駐し，チームで看護を提供する病院施設での看護と，地域・在宅看護とは大きく異なる点です。木下(2005)は，訪問看護師は「1人で看護判断を行い，実践する責任がある」と述べています。その一方で，仁科ら(2009)は訪問看護師が抱く「自己の判断能力への不安」を報告しています。フィジカルアセスメントの技術を確実に習得しておく必要があります。

5 ▸▸ 制度や法律によって料金や時間などが規定されている

　地域・在宅看護においては，利用する公的保険の種類，要件，時間(回数)によって料金が異なります。さらに，居住する市町村や障がいの等級により，利用できる保健・医療・福祉サービスの種類や回数が異なります。

　また，地域・在宅看護は，病院や診療所から訪問することもありますが，多くの場合，訪問看護事業所(ステーション)に所属する訪問看護師が訪問します。訪問看護ステーションは，地域においてケアサービスを提供する独立した事業所で，保健医療機関ではありません。

文献

・公益財団法人日本訪問看護財団．(2019)．訪問看護がつくる地域包括ケア——データからみる「訪問看護アクションプラン2025」の今．

・木下由美子．(2005)．実践者が考える訪問看護の専門性——在宅看護学教育の基礎的資料として．訪問看護と介護，10(4)，318-325．

・仁科祐子，谷垣静子，乗越千枝．(2009)．鳥取県内の訪問看護ステーションに勤務する訪問看護師の仕事に対する思い——自由記述の分析より明らかとなった肯定的思いと否定的思い．米子医学雑誌，60(2)，53-65．

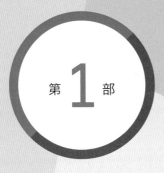

第1部 実習に行く前に 知っておきたい 地域・在宅看護の基本

第1章 | 地域・在宅に出かける前に
おさえておきたい基本的マナー

第2章 | 地域・在宅看護における
コミュニケーションと情報収集のポイント

第1部では，療養者・家族の生活の場である居宅（自宅・施設）を訪問するという地域・在宅看護の特性をふまえ，知っておきたい基本的な知識を解説します。

第1章では，他者の自宅を訪問する際の基本的なマナーを中心に，療養者・家族と信頼関係を築くために，看護師に求められる態度やふるまいを訪問看護の流れに沿って解説します。

第2章では，コミュニケーションの基本的な技法を紹介し，さらに，訪問する前の情報収集と訪問時のフィジカルイグザミネーションのポイントもまとめました。訪問看護で法的に定められている記録と看護過程についても解説します。

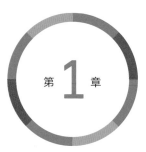

第1章 地域・在宅に出かける前におさえておきたい基本的マナー

　地域・在宅看護は，病院ではなく，生活の場すなわち療養者・家族のプライベートな場である居宅（自宅・施設）に訪問して行われます。そのため，他者の家を訪問する時のマナーを守る必要があります。

　「マナーは，行動を引き立たせる装身具のようだ」(Smiles, 1859)という言葉がありますが，マナーはエチケットと同様に儀礼的なルールともいえます。たとえば，お辞儀は相手に対する敬意の表現です。マナーは，コミュニケーションを阻害する行動を規制するルールでもあるといわれ(Goffman, 1967)，人間関係を円滑にするためには重要な要素であります。同時に，どのようなマナーを振る舞うのかは，その人自身の評価にもつながります。看護においては，良好な援助的人間関係を構築することがよい看護につながりますので，看護の場が病院内であっても在宅であっても，マナーは必要不可欠なものになります。

　特に地域・在宅看護の場合は，おもに療養者・家族の自宅というプライベートな生活の場で看護を提供することになりますので，マナーは非常に重要なものになっています。常に，療養者・家族にマナーを見られていると意識して訪問することが求められます。その際は，他者の家を訪問する時のマナーが基本となりますが，訪問看護としてのマナーもプラスされることになります 表1。

　具体的に必要なマナーを場面ごとに分けて説明します。

訪問前のマナー

　訪問の前に十分な準備をします。

1 ▶▶ 利用者の情報の確認をします

　主治医から出された訪問看護指示書の内容や留意事項，過去の情報などを確認しておきます。

2 ▶▶ 持ち物に忘れ物がないかを確認します

　訪問時には必要な物品を持参します。訪問看護師が持参する訪問かばんの中に

表1 訪問時のマナーのチェックリスト

訪問前	☐ 利用者の情報を確認する	☐ 訪問時間と訪問場所・経路，所要時間を確認する
	☐ 持ち物の確認をする	☐ 乗り物酔いをしないか確認する
	☐ 身だしなみの確認をする	☐ 事前に排泄を済ませる

訪問先	**玄関前**	
	☐ ユニフォームのにおいを確認する	☐ 一呼吸おいてインターホンを鳴らす
	☐ 時間が丁度であることを確認する	☐ 上着などは脱いで手に持っておく
	玄関で	
	☐ 気持ちよく挨拶する	☐ 靴を脱いで下座にそろえておく
	入室	
	☐ 入室時にはノックもしくは声をかける	☐ 改めて，挨拶をする
	☐ 座る前に挨拶をする	☐ 敬語を使って会話する
	☐ バッグは椅子やテーブルの下に置く	☐ 仏壇の前に座らない
	☐ 下座の位置を確認し，座る	☐ 畳のヘリや敷居を踏まない
	☐ 茶菓子を勧められたら，丁寧に断る	
	退室時	
	☐ 環境を元にもどす	☐ 療養者・家族に挨拶する
	☐ ごみが落ちていないか確認する	☐ 次回の訪問予定を伝え，お礼の言葉を述べる
	玄関	
	☐ スリッパを脱ぎ，向きを変える	☐ 静かにドアを開け，相手の顔を見ながら閉める
	玄関外	
	☐ 上着を着る	

は，フィジカルイグザミネーションや観察に必要な物品，ケアに使用する物品などがコンパクトに収納されています。どのような物品が収納されているか紹介します **図2**。また，訪問かばんに基本的に収納されているもの以外で，必要時に持参する物品も一部紹介します。

|1| 基本的につねに収納されている物品

▶フィジカルイグザミネーションや観察に必要な物品

① 血圧計

② 聴診器

③ 体温計

④ パルスオキシメーター

　＊①〜④は，ファスナーつきの携帯ケースに収納されています。

⑤ メジャー，ノギス

⑥ ペンライト

⑦ 手指消毒剤(持ち運びに便利な小型容器)

⑧ アルコール綿(聴診器のチェストピースや体温計使用後に使用)

▶その他の物品

⑨ 使い捨てのペーパータオル

⑩ 処置用手袋(スタンダードプリコーションとして使用)

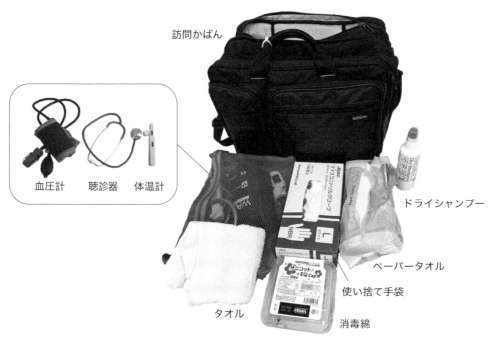

訪問かばん

血圧計　聴診器　体温計

ドライシャンプー

ペーパータオル

使い捨て手袋

タオル

消毒綿

図2 訪問かばんの中身

⑪ 使用した物品を破棄するビニール袋

（注射針など金属製の物，プラスチックの物は除く）

｜2｜必要時に持参する物品（事業所によっては常時持参する）

▶ **採血に必要な物品**

- 採血用注射針，翼状針，注射針
- 採血用ホルダー，シリンジ
- 真空採血管
- 採血用絆創膏
- アルコール綿
- 駆血帯　など

▶ **その他の物品**

- 採痰キット
- 潤滑油（摘便などの処置に使用する）
- 褥瘡処置などに使用する処置用セット
- 口腔ケア（スポンジブラシ・歯ブラシ），爪切りなどケアに関する物品
- 皮膚や褥瘡などの記録をするためのカメラ　など

｜3｜訪問かばん以外に持参する物品

- グリセリン浣腸，点滴用薬液など

- 電子カルテ用 PC/タブレット
- ナースウォッチ
- メモ帳・筆記用具　など

3 ▸▸ 身だしなみの確認をします

　爪が短く切られているか，髪が整えられているか，ユニフォームは汚れていないかなどを確認します。病院内でも同様ですが，香水や制汗剤などのにおいなどのほか，食事後のにおいなどにも配慮しましょう。周囲に喫煙する人がいる場合も，ユニフォームや上着などに煙草のにおいがつくことがあります。自分では気がつかないことが多いので，他者に確認してもらうなどの工夫も必要となります。

　療養者・家族に「来訪者の足元」は目につきやすいものです。足回りのチェックも必要です。靴を脱いで自宅に上がりますので，靴下の汚れや，ストッキングの破れ，靴の汚れや，足のにおいなどの確認も必要です。

　また，もし，自分がペットを自宅で飼っている，もしくは訪問先でペットを飼っているような場合，ユニフォームや靴下などにペットの毛がつくことがあります。エチケットブラシか，替えの靴下を用意しておくとよいでしょう。稀に，療養者・家族にハウスダストや猫アレルギーがあることもあります。ちょっとした配慮が欠けたことで，担当を外すように要望されることがありますので，気をつけましょう。

　女性の場合，派手なお化粧はいけませんが，お化粧をしないのも，場合によっては，顔色が悪く，療養者・家族が気をつかうことにもなりかねませんので，薄化粧で顔色を整えましょう。

4 ▸▸ 訪問時間と訪問場所・経路と所要時間の確認をします

　訪問時間に遅れることがあってはいけません。また早めに訪問先に着くことは

MEMO

訪問先にペットや虫がいる場合

　ペットが家族の一員という療養者もいます(p.60)。訪問する看護師にとって，単にその動物が苦手という場合もあれば，アレルギーがある場合もあります。機会があれば，アレルギーチェックを受けておくのもお勧めです。

　また，ペットならまだしも，療養者宅にゴキブリが発生していることもあります。独居の療養者の場合，介護保険サービスで生活援助として訪問介護に清掃を依頼できるため比較的きれいなのですが，夫が妻の介護をするなど同居人がいる場合は，生活援助の清掃を依頼できません。そのため，清掃が行き届かずごみが散乱したり虫が発生したりすることがあります。ネズミなどは衛生的にも問題です。ケアマネジャーなどに相談することも1つの方法です。

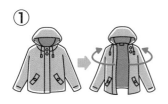 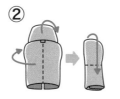

① コートの内側を外側に折り込みます。

② 縦に半分に折ります。

③ 横半分のところで腕にかけます。

④ 家の中に入ったらさらに三つ折りか四つ折りにしてかばんの上などに置きます。

図3 コートのたたみ方

よいことですが，早く着いたからといって，早めにご自宅に入ることは避けましょう。約束時間の5分前なら，許容範囲内とされることが多いようです。いずれにしても約束した訪問時間ぴったりに訪問できるようにします。万が一遅れる場合は，必ず連絡をしましょう。

また，同行訪問時に自動車での移動をする場合，自分自身が乗り物酔いをしそうだと感じたら，事前に薬を飲むなどの対応をするとよいでしょう。

5 ▶▶ トイレを済ませておきます

訪問先でのトイレの借用は避け，事前に排泄を済ませておくことも必要です。

② 玄関でのマナー

1 ▶▶ インターホンを鳴らす前に，身だしなみを整えます

上着やレインコートを着ている場合は脱いで片手に持ちます。

上着は外側を内(中表)にして折りたたみます。これは室内にほこりやごみを持ち込まないようにするためです **図3**。

2 ▶▶ 一呼吸おいてインターホンを鳴らします

インターホンは1回だけ押して，しばらく待ちます。療養者・家族がお部屋から玄関まで移動するために必要な時間があります。特に高齢者などは移動に時間が必要です。何回かインターホンを押すことで，相手はせかされたような気持ちになります。インターホンで声をかける場合は，「こんにちは，○○(所属)の□□(名前)です」とはきはきと元気に挨拶します。

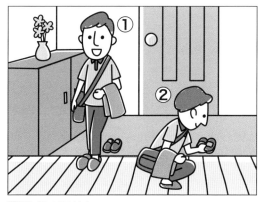

正面を向いて脱ぎ，相手になるべく
背を向けない体勢でひざまずいて，
靴の向きを直します。

図4 靴の脱ぎ方

　インターホンを鳴らしたからといって，ドアを勝手に開けて入ることはマナー
違反です。ドアが開くまで少し下がった場所で待ちます。

　もし，鍵を預かっていて，自分で鍵を開けて入る場合でも，インターホンを鳴ら
らし，一呼吸おいてから鍵を開けます。

3 ▸▸ 療養者・家族が出てこられたら，もう一度挨拶をします

　玄関の中に入る時には「失礼いたします」と挨拶してドアを静かに閉めます。ド
アを閉める時には，完全に後ろを向くのではなく，半身くらいで閉めるときれい
な動作に見えます。

　家の中に上がる時は，靴を脱ぎ，「お邪魔します」と一言声をかけてから上がり
ます。

　靴の脱ぎ方は，前向きのままで靴を脱ぎ，そのまま上がります。療養者・家族
に背を向けないように膝をつき，脱いだ靴の向きを変えて，邪魔にならないよう
に玄関の隅に寄せます。その時に下座に置くとよいでしょう **図4**。

　玄関にも上座と下座があります。玄関の上座は，花瓶や装飾品が飾ってあるほ
うです。下駄箱の上に飾り物がある場合は，下駄箱側が上座になりますし，壁一
体となった飾り物がない下駄箱は下座になります。それぞれの家によって玄関の
上座と下座は異なりますので，気をつけましょう。

　スリッパを勧められた場合は，靴を揃えてから「お借りします」や「ありがとう
ございます」などの言葉をかけてスリッパを履きます。スリッパで歩く場合は，パ
タパタと音が鳴らないようにします。

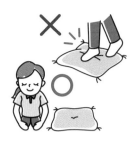
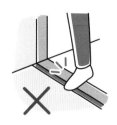
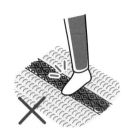

座布団を踏む
座る時も歩く時も
踏みつけてはいけません。

敷居を踏む
和室の出入り口の敷居を
踏まないように気をつけます。

畳のヘリを踏む・畳のヘリに座る
挨拶をする時などにうっかり
しがちです。気をつけましょう。

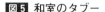 **図5** 和室のタブー

③ 療養者のお部屋でのマナー

1 ▶▶ 入室時には，ノックか声かけをします

お部屋に入る時は，ドアであれば，ノックして入ります。和室の場合は，襖を少し開けて，「失礼します」と声をかけた後に入室します。ドアも襖も静かに閉めます。

2 ▶▶ 座る前に挨拶をします

お部屋に入ったら，座る前に再度挨拶します。

3 ▶▶ 勧められた席に座ります

指定がなければ，下座に座ります。洋間の場合は，入り口に最も近い場所が下座になります。和室の場合は，床の間が遠く，入り口に最も近い席です。庭が見えるような間取りの場合は，入り口に関係なく庭を背にした位置に座ります。仏間の場合，**仏壇の前には絶対に座ってはいけません。**

和室は，特にさまざまなマナーがあります **図5**。畳のヘリや敷居を踏まないように気をつけます。座布団も踏んではいけません。

かばんや荷物は，衛生面から床に置きます。決して，デスクやテーブルの上には置いてはいけません。どんなに小さなかばんでも床の上もしくは椅子の上に置きます。もし，床のどこに置いたらよいのかわからない場合は，部屋の隅に置くか，同行者がいる場合，同行者が置いた場所に一緒に置きます。

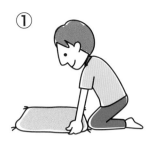

① 座布団の手前に座る。
いきなり座布団に
座らない！

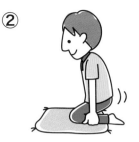

② 膝でにじり寄って
座布団の上に乗る。

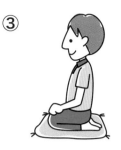

③ 足がしびれたら
「失礼します」と
断ってから足を崩す。

図6 座布団の座り方

4 ▸▸ ケアに入る前に挨拶をします

　改めて，挨拶をします。その場合，印象が重要ですので，自然な笑顔で，相手に聞きとりやすい声で話します。高齢者の場合は，ゆっくりで大きめの声がよいです。療養者が認知症や寝たきりの状態であっても丁寧に挨拶をします。

　洋間の場合は，立って挨拶をします。和室の場合は，座布団からおりて，正座をして挨拶をします。座布団を踏んだり，引き寄せたり，裏返したりすることはしてはいけません。膝で歩くこともしてはいけません 。

　初めて訪問する場所であっても，部屋の中をジロジロと見回すことや，勝手に物に触らないようにします。生活環境の観察は，ケアサービス提供時にするなど，さりげなくしましょう（p.34）。

　お茶・お菓子などを勧められる場合があります。その場合は，ご好意に対して感謝の気持ちを述べ，「ケアサービス提供のために訪問しているので」と，丁寧に断ります。初回の訪問時には特に気遣いが不要であることを丁寧に伝えます。

④ 退出時のマナー

1 ▸▸ 後片付けをします

　看護ケアを提供した環境をもとに戻します。ごみが落ちていないか，椅子や座布団はもとのように戻してあるか，確認をします。

2 ▸▸ 終了の挨拶をします

　療養者だけではなく，家族へも挨拶をします。
　次回の訪問予定を伝えて，お礼の言葉を述べます。

3 ▶▶ 玄関で退出の挨拶をします

スリッパをお借りした場合，そのまま脱いでから，向きを変えておきます。スリッパ立てに片付けたり，重ねたりすることはしてはいけません。

静かにドアを開け，相手の顔を見ながら静かにドアを閉めます。

4 ▶▶ 玄関を出た後も気を抜きません

上着を玄関の外で着用します。手袋，帽子なども玄関の外でつけましょう。

家族がドアを開けて見送る場合もあります。その場合は，ドアから見えなくなる場所で再度振り返り，まだ見送っていらっしゃった場合，再度お辞儀をします。

玄関を出た後も，見られているかもしれないことを意識して，気を抜くことなく，言動には注意します。

文献

・Smiles, S./竹内均（訳）．（1859/2013）．Self-Help. John Murray, London./自助論．三笠書房．
・Goffman, E./浅野敏夫（訳）．（1967/2012）．Interaction Ritual：Essays on Face-to-Face Behavior. Pantheon Books, NY./儀礼としての相互行為——対面行動の社会学．法政大学出版局．

訪問かばんはドラえもんのポケット⁉

　訪問看護師は，大きなバッグを持って訪問しています。そのため，療養者や家族に「大きなかばん」「重そうだね」「何が入っているの？」など質問されることがあります。訪問看護師によって持ち物は多少異なりますが，概ね，以下のような物が入っています。

- **一般状態を観察するための道具**
  体温計，聴診器，血圧計，時計，ペンライト，パルスオキシメーター，簡易血糖測定器，メジャー
- **採血・点滴のための道具**
  駆血帯，注射器，針，使用済み針入れボトル，アルコール綿，テープ式絆創膏，S字フック（点滴バッグをかける）
- **感染予防のための道具**
  手洗い用泡石鹸，手指消毒剤，除菌シート，マスク，ディスポグローブ，ゴーグル，ディスポエプロン
- **ケアをするための道具**
  使い捨て手袋，尿パット（便を出す時や傷の洗浄時の受け皿として使用），100円均一の調味料ボトル（お湯を入れてシャワーボトルとして傷や皮膚の洗浄に使用），口腔ケアスポンジ，綿棒，ガーゼ，包帯，消毒用綿球，爪切り，爪やすり，爪切り用ニッパー，ごみ袋
- **事務用品**
  ボールペン，油性マジックなどの筆記用具，ハサミ，メモ帳，緊急連絡先リスト，複写の記録用書類
- **試供品あれこれ**
  トロミ剤，薬ゼリー，口腔ケア用ジェル
- **そのほか**
  小銭（パーキング代，ドリンク代に使用），靴下（汚れた時に使用），老眼鏡，私物のタオル，ハンドクリーム

　基本的にはケアをするための道具は家庭にある物品を使いますが，代用するものがない場合も多く，事業所から準備して訪問する場合も多くあります。ケアのために必要なものがなくて，十分なケアができないということがあってはいけません。また1日に何軒も訪問しますので，訪問バッグの中にはたくさんの物が入っています。ドラえもんのポケットのようですね。

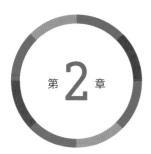

第2章 地域・在宅看護における コミュニケーションと 情報収集のポイント

① 地域・在宅看護における コミュニケーションの基本

　地域・在宅看護におけるコミュニケーションは，病院内でのコミュニケーションと基本的には同じです。看護の場がどこであろうと，看護師と看護の対象の間に良好なコミュニケーションがなければ，信頼関係を築くことができません。ただし，地域・在宅の場合は，訪問時間が限られていますので，より効果的に良好なコミュニケーションをとることが求められます。

　良好なコミュニケーションに必要なこととして，①コミュニケーション時に，4つの交流(**事実・感情・理解・関係**)がなされるように意識して行うこと，②コミュニケーションに影響する要因(**環境要因・人的要因・機能障害・位置と距離**)を意識的に整えること，③聴くための技法を習得することがあります。詳細は『看護コミュニケーション─基礎から学ぶスキルとトレーニング』(医学書院，2015)にて解説していますので，ここでは特に在宅で必要になる②③について解説します。

1 ▶▶ コミュニケーションの場面を設定する(環境を整える)

　地域・在宅で療養者・家族と話をする時には，まずは療養者・家族の話をじっくり聴くことが重要です。そのために，話をする前に，②コミュニケーションに影響する要因を意識的に整えること，すなわちコミュニケーションの場面を設定することから始まります。具体的には以下の内容を整えます。

│1│コミュニケーションに影響する要因に対し配慮します

▶**療養者・家族の安らぎとプライバシー**

　話の内容によって，療養者と看護師だけの環境がよいのか，療養者のいない場所で家族だけの環境がよいのかなどを検討します。療養者の状況によっては，家族に気兼ねをして，本当の気持ちを表現できない場合もあります。また，家族も本音を療養者本人の前では言えない状況もあります。

▶**面接中断や気が散る要素を最小限に**

　病院の場合は，テレビやラジオなどを消してもよいか尋ね，よければ電源を切

ることが多いのですが，在宅の場合には，ご家族がテレビを見ていたり，ラジオなどを聞いていたりする場合があります。あくまでも生活の場でのコミュニケーションのため，生じる音をすべて排除することは困難です。

▶ **自分自身の個人的な問題・価値観・先入観を排除する**

　地域・在宅看護では1回の訪問時間が決められています。看護師自身が個人的な問題を抱えてケアをしなくてはいけない場合には，時間内に予定しているケアに影響を与える可能性があります。そのため，**個人的な問題は，可能な限り排除することが大切です。**価値観や先入観についても同様です。これらのことを認識せずにコミュニケーションをとる時と，自分自身で認識して，意識しながらコミュニケーションをとる時とでは，まったく異なる結果になるでしょう。

| 2 | 療養者・家族の情報を見直します

　訪問する前，玄関に立つまでに療養者・家族の情報を確認します。

　事業所から訪問先まで自動車で向かう場合などは，車中で確認します。

| 3 | 療養者・家族との対面時にオープニングを丁寧に行います

　地域・在宅の場合，看護師は他者の自宅に訪問する立場なので，第1章で述べたような訪問時のマナーを丁寧に行います。療養者・家族と対面したその瞬間から，しっかりと目線を合わせながら，相手のペースに合わせてコミュニケーションをとります。言語的メッセージだけではなく，表情，態度，姿勢などの非言語的メッセージまで観察しながら進めます。

2 ▶▶ 聴くための技法を活用する

　地域・在宅看護においては，生活の場において看護を実践しますので，主体は療養者・家族であることを十分に（施設での看護以上に）意識しなくてはいけません。空間だけでなく，水道や物品などをお借りすることもありますから，療養者・家族との信頼関係を築くことは必要不可欠です。

　療養者・家族の話を聴くための技法を用いて，良好なコミュニケーションを行うことは重要です。良好なコミュニケーションのための聴く技法には，質問技法と関係構築の技法があります。

| 1 | 質問技法

　質問技法には，**開かれた質問** open ended question と**閉ざされた質問** closed question があります。

▶ **開かれた質問**

　たとえば，「今朝の朝食はいかがでしたか？」というような質問をすると，自由に朝食について答えることができます。これは，オープンクエスチョンや開放型

質問と呼ばれています。この開かれた質問で聞かれた対象は，「はい」「いいえ」では答えることはできません。

開かれた質問の利点としては，以下のことがあります。

- 療養者・家族が自らの言葉で自由に話ができるため，療養者・家族の考えによる情報を引き出すことができます。このことから，療養者中心で効率的な情報収集ができ，結果として，看護診断能力の向上につながります。
- 療養者・家族の話を，よりリラックス，かつ集中して聴くことができます。
- 「疾患」のみでなく，療養者・家族の生活体験としての「病」についての情報が得られます。
- 療養者・家族と対等な関係だという姿勢を示すことができます。さらには時間の経過によっては「他人以上，身内未満」の関係を築くための土台にもなります。

開かれた質問を効果的に活用すると療養者・家族は自由に話をすることになるので，看護師が考えてもいなかった解釈モデル（p.43）を引き出すことができます。

しかし，開かれた質問には，口数の少ない人や，機能障害によりうまく言葉を発することができない人には不向きなどの欠点もあるため，閉ざされた質問と適切に使い分けることが重要です。もし，療養者・家族が開かれた質問に対して，返事に困っているサインや，「え〜と」「う〜ん」などと言いよどむような様子をキャッチした場合，不適切な使用であったことが考えられます。その場合は，質問方法を変えてみます。

▶ 閉ざされた質問

閉じた質問や閉鎖型質問とも呼ばれ，「今朝便は出ましたか？」のように「はい」「いいえ」で答えることを求める質問です。

この技法は特別な話題に焦点をあてることができ，情報の正確性が高まります。しかし療養者・家族は受け身になり，看護師が主体となります。特別な話題，たとえば，先の質問では排便の有無に焦点をあてていますから，得られる情報は排便の有無だけになり限定されます。この閉ざされた質問技法だけを活用した場合，看護師の知りたい情報を得ることはできますが，療養者・家族の満足度は下がり，ケアの意義が半減します。

| 2 | 開かれた質問のための技法

開かれた質問には，焦点を絞らない「沈黙」「非言語的促進」「中立的発言・中立的立場」の技法と，焦点を絞った「反映，繰り返し（オウム返し）」「開かれた促し」「要約，まとめ」などの技法があります。

焦点を絞らない技法は，療養者・家族は自由に自分の考えにより話をすることができますので，療養者・家族の話を促します。しかし，特定の話題に焦点をあてるには不向きです。

▶沈黙

タイミングによっては有効です。通常で1秒沈黙するところで，3秒沈黙するだけでも有効だといわれています。沈黙は，療養者・家族にゆっくり考える時間を与える効果があるだけでなく，看護師にとっても情報を整理する時間となります。通常の会話では，沈黙は，相手を不快にさせるのではないか，気まずいのではと感じる方が多いのですが，実際には沈黙している本人が思っているほど長くはないものです。

ただし，療養者・家族の目線が落ち着かない，なんとなく居心地が悪そうに見えるなどのサインをキャッチした場合は，繰り返しなど別の技法を活用したり，他の話題に変えたりします。

▶非言語的促進

うなずき，話を続けるように手を向ける，視線を適度に合わせる，共感の表情（相手の感情に対して反応），話を聴く姿勢（前傾姿勢）などで療養者・家族に話をさせるように仕向ける方法です。

▶中立的発言・中立的立場

あいづち（なるほど，そうですか，ふむふむ）や，あたりさわりのない言葉を活用することで，療養者・家族に話を続けるように促すことができます。うなずきや沈黙などの非言語的メッセージと組み合わせると話を促進することができます。

焦点を絞った技法は，療養者・家族の話を促進するだけでなく，特定な話題に焦点をあてるには有効です。

▶反映，繰り返し（オウム返し）

反映，繰り返し（オウム返し）ともいわれます。療養者・家族の言った言葉をそのまま同じ言葉，同じフレーズを使って言います。

▶開かれた促し

話題の焦点を絞っているものの開かれた質問のことです。開かれた促しはすでに話された内容について，内容をさらに深く聴くことができます。「……についてもう少し詳しく話していただけますか？」と，ある程度問題が明らかになった時に使うと，より話が具体的になります。特に口数の少ない療養者・家族に用いると効果的です。

▶要約，まとめ

要約，まとめ，言い換えは，療養者・家族の話や感情を看護師が自分の言葉で述べることです。この要約により以下のことが可能となります。

- 療養者・家族の話を促進する
- 看護師が話を正しく聴けたかを確認できる
- 看護師が話をきちんと聴いていたことを明確に伝えることができる
- 話の流れを整理することができる

要約をすることで，あいまいな情報を明確にし，情報を整理することができま

すので，話の最後だけではなく，インタビューの途中にも要約を入れることが有効です。

また，よくお話しをされる療養者・家族や，話がそれてしまう療養者・家族の場合でも，「ここまでのところをまとめさせてください」と要約することで，話を進めることができます。何を聴いたらよいのかわからなくなった場合や，「緊張してしまって頭の中がぐちゃぐちゃになってしまった！」という場合でも，この要約を入れることで，**自分の頭の中を整理してうまく進めることができます**。

地域・在宅看護では，同居家族が話をさえぎって用件を療養者に伝える場面や，高齢の療養者との会話に小さなお孫さんが加わり一時中断するなど，自宅ならではの場面もあります。そのような場面においても，要約することで，**話題をもどすことができます**。

開かれた質問を活用し，療養者・家族の話を積極的に傾聴し，適切なタイミングで要約すると，療養者中心の会話をうまく進めることができます。

| 3 | 積極的傾聴と共感

▶ 積極的傾聴

生活の場で療養者・家族と話をする時には，大前提として，まずは療養者・家族の話をじっくり聴くことが重要と述べました。療養者が，話をさえぎられることなく，十分に話すことができると，それだけで満足度が上がり，療養者自身の気持ちをケアすることにもなります。

しかし地域・在宅看護においては，話好きな療養者・家族の場合や，限られた時間に看護を実施しなくてはという気持ちや焦りがあると，さえぎらずに聴くことが難しいと感じることもあるでしょう。それでも，まずはじっくり聴くことを実践しましょう。医療者と患者を対象にした調査で，患者のほとんどは60秒以内に話を終え，150秒以上話し続ける人はいないという報告があります（Beckman & Frankel, 1984）。つまり，よく話をする療養者であっても，3分以上話し続けることはないということです。

相手の話をじっくり聴くことを「積極的傾聴」といいます。カール・ロジャーズらは人間中心のアプローチとして，人間尊重の態度に基づき，相手の話を徹底的に聴くことを積極的傾聴と述べています（Rogers & Farson, 1987）。

積極的傾聴は，看護介入分類（Nursing Interventions Classification：NIC）にも介入項目として挙げられています。看護介入分類では，積極的傾聴を「患者の言語的・非言語的メッセージに対して細心の注意を払い，重要性を付与すること」と定義しており，具体的な介入行動が記載されています。その介入行動は，病院内であっても，地域・在宅看護の場であっても，良好なコミュニケーションに必要なこととして共通していることがわかります。

▶ 共感

共感という言葉は，私たちの日常生活においても使用されています。共感とは，

客観性を保ちながら他人が感じることを自分のこととして感じ（ようとす）ることで，自分が相手の立場だったらどうであろうかと考えながら対応する態度のことをいいます。共感はよく同情と混同されがちですが，共感は英語で empathy，同情は sympathy といい，同じものではありません。同情は，よくない状況にある他者に対して，自分自身がその他者のことを気に病み，その他者の言動を自分のもののように感じることとされています。

　共感は，あらゆる人間関係において，コミュニケーションの帰結に影響する重要かつ複雑な要因の1つです。それゆえ，効果的なコミュニケーションにおいても重要な役割を果たします。共感がなければ，個人間のコミュニケーションの本質的な理解を欠くともいわれています。つまり，相手を理解するために必要不可欠なものになります。

　共感は積極的傾聴がなされないとできません。特に生活の場において行われるコミュニケーションの場合，療養者・家族の独自の生活を理解するためにも，相手の世界観や考え方の中に入り込もうとする気持ちをもって，傾聴することが前提となるからです。共感的に傾聴することにより，問題の本質について理解が深まり，人間の反応に対するケアリングを養うことが可能となります。

　通常，私たちは相手の話を聴き判断をする場合，相手の主張を聴いていますが，同時に自分が感じたことや考えたことに焦点をあてて，私たちの視点を強調しています。知らず知らずのうちに自分の今までの経験に照らし合わせ，相手の主張を無視する結果になっていることが多いです。積極的傾聴により相手の話に耳を傾け，批判や判断をすることなく相手の話を受け入れる気持ちや，相手の興味関心ごとに焦点をあてることに集中することが，共感につながり，ケアリングにもつながります。

　共感は，コミュニケーションを成立させるためには大切なものですが，共感の伝達方法は「それは大変でしたね」「つらかったでしょうね」などの言葉だけではなく，態度などの非言語的なメッセージでも示すことが重要です。

　共感を相手に伝達するために有効だといわれている6つのステップ（Riley, 2011）を示します。積極的傾聴の行動が含まれていることがわかるでしょう。

① 注意を集中させるために，個人的な問題などを自分の頭の中から排除します
② 相手の話を聴くことに集中します
③ 相手の言語的メッセージだけではなく非言語的メッセージにも注意します
④ 相手が私に伝えたいことは何かを考えます
⑤ 共感の言葉を態度とともに伝えます
⑥ 共感の結果，相手はどのように反応したのか，受けとったのかを確認します

| 4 | 関係構築の技法

　関係構築の技法は，療養者・家族とよりよい関係や，信頼関係を構築するために必要な技法になります。そして，関係構築の技法には，「感情探索の技法」と「表

出された感情に対応する技法」があります。

▶ 生活の場だからこそ関係構築の技法が重要に

多くの療養者・家族は自発的に感情を表出することはしませんが，看護師に気がついてもらうことを期待して，サインや非言語的メッセージを出していることがあります。したがって，療養者・家族と良好な関係を構築するためには，**積極的傾聴をしながら，表出される非言語的メッセージに注意し，相手の感情を把握することが必要です**。

特に地域・在宅看護は，療養者・家族の生活の場において看護を提供するため，それぞれの家のルールやオリジナルな生活があります。私たちがその生活を尊重しているつもりでも，もしかしたら，療養者・家族は不満に感じていることもあるかもしれません。そのような不満は，病院においては，患者・家族も「治療が優先だから仕方ない」と思って口にすることはないかもしれません。しかし，生活の場においては療養者・家族が主体ですので，感情を表出する機会がなく，もしくは，サインを出していても気がついてもらえなかった場合，いきなり契約解除ということになりかねません。

療養者・家族の感情，特に悲しみや不満などネガティブな感情は溜め込むことがないように，その都度表出してもらい，その都度対応しておくほうが，後々になって表出された感情に対応するよりもよいのです。

▶ 感情探索の技法

感情探索の技法は，療養者・家族が感情を表出しない時や，感情が十分に表出されていない時に，積極的に探る技法です。

具体的には，「直接的な探索」と「間接的な探索」で感情を探ります。

直接的な探索は，療養者・家族に対し特定の感情をもっているのかを確認するために，「あなたはどのように感じましたか？」などの質問をして，十分に相手の感情を引き出すようにします。

そして，直接的な探索で感情が引き出されなかった場合，間接的な探索を行います。間接的な探索は以下の4つのステップで行います。

① 自己開示を行います

　例：「私も経験がありますが」

② その状況や疾患などが療養者・家族自身の生活に与えた影響を問います

　例：「あなたの今の状況は，あなたの生活に何か影響がありましたか？」

③ その状況や疾患が療養者・家族の周りの他の人に与えた影響を問います

　例：「あなたの周囲の人に今のあなたの状況が何か影響を与えましたか？」

④ 療養者(家族)自身が考える原因やなりゆきなどを問います

　例：「今回の状況はいったい何によって引き起こされたと思いますか？」

　　「今後どのようになっていくと思いますか？」

▶ 表出された感情に対応する技法

療養者・家族から感情を表出された時，その感情に対応する技法「NURS」を用

いて適切に対応します。

① N：Naming　感情の命名，ラベリング

② U：Understanding　理解

③ R：Respecting　尊敬

④ S：Supporting　支持

　NURS は語呂合わせで造られた言葉ですが，良好な関係構築や，療養者中心であるために重要です。

❶ Naming　感情の命名，ラベリング

　療養者・家族から表出された感情に名前をつけることです。この命名により，療養者・家族は「私の話を聴いてくれた」「適切に認識してくれた」と感じることができます。

　命名は，表現を工夫することで，表出された感情を異なる側面から捉え直すきっかけになります。たとえば，療養者が何かに対して「こんな身体では家族に迷惑をかけるだけで，死んでしまいたい」と感情を表出した時，「絶望感」と命名するよりも，ネガティブな表現を避け，「ご家族の負担について心配されているのですね」「今後の生活について心配されているのですね」と少し捉え方が変わるように「気遣い」と命名してみます。すると，療養者自身が自分では気づかなかった感情に気がつくきっかけとなるかもしれません。もし，間違って命名してしまった場合は，療養者が違和感をおぼえ修正してくれるため，心配はいりません。

❷ Understanding　理解

　療養者・家族が表出した感情について理解し妥当だと認め，正当化することです。たとえば，認知症がひどくなった療養者について，介護の負担のため施設入所を検討しながらも，その一方で罪悪感をもっている家族に対して，「認知症の症状が暴力的な言動を招くのですが，実際に介護しているあなたの状況でしたら，施設に入ってほしいと感じるのも無理はないですね」というように療養者・家族の経験している感情について理解を示すことです。このことにより，療養者・家族の感情は正当化され，受け入れられ，妥当なものとなります。しかし，理解を示すためには，積極的傾聴がなされ，共感ができないと対応はできません。

❸ Respecting　尊敬

　療養者・家族の努力を賞賛したり，認めたりすることです。承認や褒め言葉などになります。たとえば，前述したように認知症の療養者の介護をがんばっている家族に対して，「よくがんばって介護をされていますね」という言葉かけや，「丁寧な介護がなされていますね」などの言葉をかけることです。このことにより，療養者・家族のその行動をさらに強化することができます。

賞賛や尊敬には，クロージング（会話の終了）の時に「お話ができてよかったです」などの感謝を示す言葉も含まれます。これは看護師がしっかり意識をして使わないとできない技法でもあります。

❹ Supporting　支持

いつでも療養者・家族を支持（援助）することができることを示す技法です。たとえば，「看護師のいる間は少しお休みくださいね」という言葉や「いつでも何か困ったことがあったらおっしゃってくださいね」などの言葉があります。これらは一緒に問題について対応していくことや，いつでも協力（援助）することができるということを示します。

このように，療養者・家族の感情について言及することは，よりよい関係構築のためにも重要です。しかし，良好なコミュニケーションを促進するためには，質問技法と関係構築技法を統合して活用することが重要です。

② 地域・在宅看護における情報収集のポイント

地域・在宅看護の対象者である療養者とその家族は，「療養生活＝日常生活」であり，その生活を送るために多様な価値観やニーズをもっています。したがって，在宅看護のみならず，「在宅ケア」という視点で看護過程を展開する必要があります。情報収集においても「看護」の視点のみならず，医療，介護，在宅福祉など療養者とその家族をとりまく環境すべてに着目していく必要があります。

情報収集は，療養者・家族のみならず，生活に関わる友人・知人や近隣住民などの関係者も対象となります。実際の情報収集は，訪問前後に確認するさまざまな記録物や，訪問時のコミュニケーション，フィジカルアセスメントなどの観察を通して行われます。情報収集のポイントは以下の通りです。

1 ▸▸ 限られた訪問時間で効率的に収集する

地域・在宅看護における情報収集は，限られた訪問時間で効率よく情報収集をする必要があります。訪問看護の診療報酬・介護報酬が時間単位で決められており，時間＝療養者・家族が支払う利用料金でもあるためです。

情報収集は，①訪問前から自宅に到着するまで，②自宅に到着し療養者と対面するまで，③療養者と対面した時の3つのタイミングで行います。

│1│訪問前から自宅に到着するまで

訪問前にある程度の情報を確認し，訪問時にどのような情報が必要かを，情報整理シートなどを活用してリストアップしておくなどの工夫をするとよいでしょ

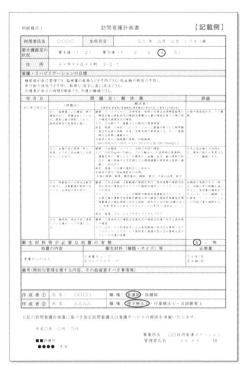
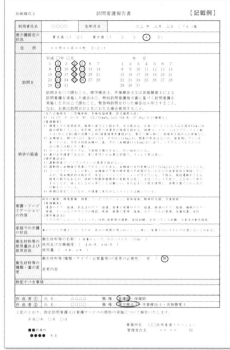

図7 訪問看護計画書，報告書の例
一般社団法人全国訪問看護事業協会．（2019）．訪問看護事業所における看護職員と理学療法士等のより良い連携のための手引き．pp.26，28より

う。事前に整理しておくことが必要な情報は，氏名，年齢，疾患名，治療内容，家族構成，介護者の有無，地域・住居に関する情報などです。

　経過の長い療養者の場合，時間の経過に伴って療養者や家族の状況などは変化し続けますので，常に新しい情報を確認する必要があります。具体的には，経過の要約，ケア体制および訪問看護の実際の経過などを訪問前に確認します。

▶経過の要約

　サマリー，フェイスシート MEMO，カンファレンス記録などで確認

▶ケア体制

　居宅サービス計画書，担当者会議の記録などで確認

▶訪問看護の実際の経過

　訪問看護指示書，訪問看護計画書，過去の訪問看護報告書や訪問看護記録などで確認します **図7**。

> **MEMO**
>
> **フェイスシート**
> 　療養者の基本情報を記載する記録用紙です。書式に決まりはありませんが，共通する項目として，氏名，年齢，住所，連絡先，家族構成，生活歴，職歴，既往歴，要介護認定の有無や相談内容などを記入します。スタッフ間での情報共有や，緊急時に活用しやすいように工夫されています。

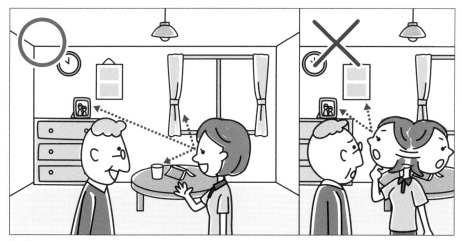

図8 さりげない観察のよい例・悪い例

　訪問前から入念に情報を確認し，その情報から療養者とその家族の全体像をイメージし，どのようなケアが必要なのかも考えておくとよいでしょう。そのことにより，さらに不足している情報や，訪問時に収集しなくてはいけない情報も明確になります。

│2│自宅に到着し，療養者と対面するまで

　訪問時には，療養者・家族とのコミュニケーションや看護師の五感を使った観察などにより，療養者・家族の状況，自宅内外の環境，すなわち住環境や地域の環境，家族関係や周囲のサポートなどの人的環境についての情報を収集します。在宅で注意しなくてはいけないのは，療養者の自宅において室内状況などを観察する時は，キョロキョロと見るのではなく，さりげなく観察するということです**図8**。このことで，他人である看護師がプライベートな空間に入ることによる，療養者・家族の精神的な負担を軽減することにもつながります。

　具体的には，玄関から療養者のいる居室まで移動する間に，家屋構造を観察することができます。自宅の構造図などを事前に確認できていたら，療養者の身体状況をふまえてトイレや風呂場などは使いやすい位置にあるか，また，これから行う看護ケアを意識した動線などの情報収集が可能となります。特に室内に仏壇などがある場合，その様子も観察しましょう。療養者・家族の価値観を受け入れ，寄り添うためにも重要です。

│3│療養者と対面してから

　療養者・家族と対面してからは，信頼関係を構築するために必要なコミュニケーション技法を活用しながら，気持ちに寄り添うように進めていきます。療養者へのフィジカルアセスメントをとおして，身体的情報や，生活動作，生活活動などの状況を情報収集します。良好なコミュニケーションをとりながら，インタ

ビューとフィジカルイグザミネーションで，療養者・家族にとって介入が必要な点や，強みなどを意識しながら行います。状況によっては，看護ケアを行いながらこれらの情報収集をする場合も多くあります。

2 ▸▸ 療養者・家族の個人情報は慎重に扱う

看護師には守秘義務があります [MEMO]。特に地域・在宅看護においては，療養者・家族の生活の場で看護を提供しますので，あまり他人には知られたくない事柄もあるでしょう。また，台所や浴室，トイレなど，通常の客人には見せることがない空間も見せていただくことがあります。療養者・家族の日常生活に入り込んで情報収集をすることになりますから，プライバシーの保護に努め，個人情報は慎重に取り扱います。状況によっては療養者やその家族が答えたくない事柄や，プライバシーに深く踏み込んだ質問をすることもあります。その場合，療養者・家族になぜこのような質問をするのかをしっかりと説明し，理解していただくことや，枕詞（前置き）などのコミュニケーション技法を活用することが欠かせません。これは信頼関係を構築するためにも重要ですし，何よりも在宅看護の場合，療養者・家族に拒否をされたら，契約が打ち切りになり，ケア提供に結びつかないからです。

コミュニケーション の実践例

🧑 **看護学生**「少し踏み込んだ質問をさせていただきますが，これは，今後の○○さんとご家族の生活を支えるサービスなどの活用を検討する時に必要なことなので，答えていただける範囲でよいので教えてください」

🧑 **家族** 「はい……」

🧑 **看護学生**「○○さんの配偶者さんについてですが，一緒に住んでいらっしゃらないと伺っていますが，そのことについてよろしいでしょうか？」
「○○さんの生活を支えている収入源ですが，年金だけでしょうか？」

3 ▸▸ 基本的な情報収集の項目

地域・在宅において収集する情報は多様で広い範囲にわたり，その後展開され

> **MEMO**
>
> **保健師助産師看護師法における守秘義務**
>
> 第 42 条の 2「保健師，看護師又は准看護師は，正当な理由がなく，その業務上知りえた人の秘密を漏らしてはいけない。保健師，看護師又は助産師でなくなった後においても，同様とする」とあります。また関連して個人情報の保護に関する法律には，個人情報取扱事業者の義務などが定められています。

表2 地域・在宅看護での基本的情報収集項目

1．療養者の概要

年齢，性別，家族構成，家庭内での役割，職業，生活歴，生活習慣，価値観（大切にしている思い），理解力

2．療養者の健康問題

現疾患・現病歴・治療の方針・予後，既往歴，疾病の受け入れぐあい，ADL，IADL，障害とその程度，医療処置内容

3．家族

家族成員の就学・就職状況，健康問題，家族内の関係性，介護協力体制

・介護者について

年齢，性別，家庭内での役割，職業，生活歴，生活習慣，価値観（大切にしている思い），介護への思い

現疾患・現病歴，既往歴，介護能力，疲労，介護内容と介護時間

4．在宅療養生活への希望（療養者・家族）

療養生活における目標，生活習慣，趣味，嗜好，介護方法などに関する療養者・家族介護者の思いや希望の有無やその内容

5．住宅環境

賃貸または持ち家，エレベーターの有無，住居の間取り（療養者の居室，トイレ，洗面所，浴室，玄関，廊下），移動の障害となるもの

6．経済状況

収入や貯蓄の有無，保障や手当などの取得状況，家計の管理者，お金の使用に関する考え方など

7．利用しているサービス

介護保険制度（介護度，サービス内容），医療費の助成，身体障害者手帳取得の有無

河原加代子ほか．（2017）．系統看護学講座　統合分野　在宅看護論　第5版．p.118，表5-1．医学書院より

る看護ケアに大きく影響します。前述したように限られた訪問時間となるため，必要な情報を収集するためには，すべての情報を1回の訪問で収集するのではなく，必要不可欠な情報を見極め，それらの情報収集と同時にアセスメントを行わなければなりません。病院ではアセスメント時に不足する情報に気がついた時は，すぐに病室を訪問して尋ねることができますが，地域・在宅ではそれができません。次の訪問日を待ってから不足する情報を追加で収集することになりますので，必要不可欠な情報は何かを事前に明確にしておきます。

表2は地域・在宅看護において必要となる基本的な情報項目です。

地域・在宅において，自宅で療養者・家族が主体的に療養生活を送ることができるようにサポートすることが看護の役割になります。したがって，生活の場において生活を支え，生活の質（QOL）を高めるためには，**できないことばかりに注目するのではなく，療養者やその家族の強みにも注目する必要があります。**

4 ▶▶ いざという時に役立つフィジカルイグザミネーション

　在宅への訪問時間は決まっています。そのような時間的制約がある時に，バイタルサインを測定するだけで20分もかかってしまっては，大切なケアができなくなります。また，病院・施設と違い利用者さんも普段着であることや，関節可動域が限られている場合があります。そのため適切な方法（測定する順番も含める）を考えることも必要になります。訪問した際に困らないように，地域・在宅の状況で活かせるフィジカルイグザミネーションのポイントを紹介します。

│1│体温測定

▶ 測定方法のポイント

　基本的には，決まった方法で測定します 図9 。

▶ 腋窩で測定する場合

❶ 腋窩が確実に閉じることができるか確認します

・在宅の長期療養者では，上肢の関節拘縮や筋の萎縮などにより，腋窩を完全に閉じることができない状態や閉じた状態を維持できない場合があるため，確認が必要です。また，麻痺がある場合は，健側で測定します。側臥位の場合は，上側で測定します。毎回，同側で測定します。

・服の形状によっては，体温計を正しく挿入できない場合があります。必要であれば，利用者が拒否しない程度や寒がらない程度に服を脱いでもらいます。

・必要時，腋窩が正確に閉じることができるように援助します 図10 。

❷ 腋窩腔に適切に挿入します

❸ 予測値か実測値かを確認します

・在宅では，予測式体温計が使用される場合が多いです。ただし，実測値も測定可能です。予測値の場合は，「ピッピ，ピッピ」などの音で知らされますが，そのまま一定の時間測定すれば，実測値となります。

▶ 鼓膜で測定する場合

　瞬時に測定できるため，乳幼児に適しています。

腋窩検温		耳式検温	非接触型検温

 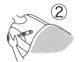

腋窩のくぼみの中央に，患者の前下方から後上方へ向けて45°の角度で差し入れる。／腋窩をしっかりと密着させ，体温計を固定する。／鼓膜温を測定。乳幼児に多く活用する。／COVID-19流行で一般的になった。

図9 体温の測定方法

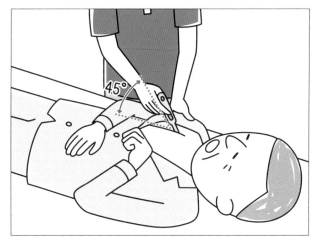

図10 上肢に拘縮のある人の腋窩検温

❶ 耳介を上後方に引き，外耳道をできるだけまっすぐにします

頭部・顔面の成長とともに外耳道は湾曲するために必要になります。

❷ プローブカバーを装着します

❸ プローブを外耳道に挿入します

体温計は，使用後はアルコール消毒します。

▶ **非接触型体温測定**

・最近，COVID-19 の関係で非接触型体温計での測定が増加しています。

・決まった部位で測定します。

・測定値は外気温の影響を受けやすいことを考慮して判断します。

▶ **測定値の評価**

日頃の体温と比較評価します。1日の体温の差は1℃以内のため，それ以上に変化がある場合は原因を検討します。

▶ **体温上昇が認められる場合**

❶ 感染などによる上昇：発熱

他の症状も確認して，医療機関へ連絡します。

❷ 環境温度が異常に高い時に熱放散よりも熱の生産が多く，体内に熱が蓄積した高値：うつ熱

室温も確認し判断することが大切です。生命に影響する場合があるため，室温を下げ，身体を冷やすようにします。同時に，医療機関へ連絡します。

│2│血圧測定

▶ **測定方法のポイント**

基本的には，決まった方法で測定します **図11**。

❶ 測定可能部位と普段の血圧値を確認します

・持続点滴をしている上肢，麻痺や浮腫，拘縮がある上肢は避けます。また，

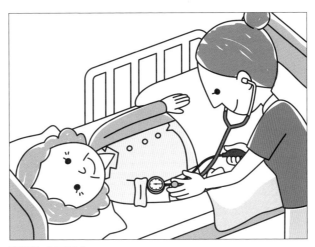

図11 血圧測定

聴診法で測定が困難な場合は，自動血圧計や手首式自動血圧計 **図12** を使用する場合もあります。

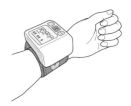

図12 手首式自動血圧計

・著しいるい痩や肥満の場合は，マンシェットの幅を変更する必要があるため，担当教員や指導者に確認します。

❷ アネロイド式血圧計を準備します

・圧力計の針が目盛りの 0 mmHg を示していることや，送気球や管から空気漏れがないか確認します。

❸ 座位の場合は，上腕の測定部位は心臓の高さに合わせます

❹ 上腕動脈にゴム囊の真ん中があたるように巻きます

・マンシェットの下縁は肘関節から 1 〜 2 cm 高くなるようにします。巻いた後に指が 1 〜 2 本入ることを確認します。

・自動血圧計や手首式自動血圧計では，取り扱い説明書に準じて巻きます。

・厚着をしている利用者の場合は，適切に測定可能になるように上着を脱いでもらいます **図13**。この際には，体温測定時と同様に利用者の反応に注意して脱いでもらいます。

・薄手の衣服の場合は，衣服の上からマンシェットを巻くことがあります。

❺ 聴診器のチェストピースの膜面を肘関節上の上腕動脈に密着するようにあてます

❻ 通常の血圧よりも 20〜30 mmHg 高くまで加圧します。その後に 1 秒間に 2 mmHg（1 目盛り）の速さで減圧します

❼ 音の聞こえ始め（収縮期血圧），消失（拡張期血圧）を確認します **表3**

・もし，0 mmHg まで聞こえた場合は，拡張期血圧を第 4 点（急に音が弱くなる）の値とし，0 mmHg を併記します（例：148/84/0 mmHg）。

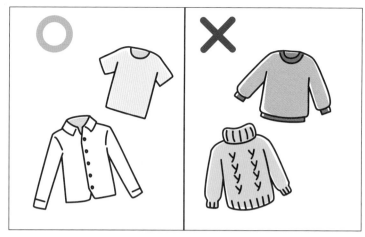

図13 血圧測定に適した服装

表3 成人における血圧値の分類

分類	診察室血圧(mmHg)			家庭血圧(mmHg)		
	収縮期血圧		拡張期血圧	収縮期血圧		拡張期血圧
正常血圧	＜120	かつ	＜80	＜115	かつ	＜75
正常高値血圧	120-129	かつ	＜80	115-124	かつ	＜75
高値血圧	130-139	かつ/または	80-89	125-134	かつ/または	75-84
Ⅰ度高血圧	140-159	かつ/または	90-99	135-144	かつ/または	85-89
Ⅱ度高血圧	160-179	かつ/または	100-109	145-159	かつ/または	90-99
Ⅲ度高血圧	≧180	かつ/または	≧110	≧160	かつ/または	≧100
(孤立型)収縮期高血圧	≧140	かつ	＜90	≧135	かつ	＜85

日本高血圧学会．(2019)．高血圧治療ガイドライン2019．p18より

・大動脈弁閉鎖不全や甲状腺機能亢進症などでは，脈圧が強くなり0mmHgまで聞こえます。

❽ 測定後は，すぐに減圧をして服装を整えます

｜3｜呼吸音

▶ 測定方法のポイント

❶ 気管部の聴取では，膜面では密着ができない場合はベル面で聴取します

❷ 左右対称に1呼吸以上確認します。女性の場合は乳房を避けて聴取します

❸ 背部は，肩甲骨を避けて聴取します

❹ 正常な呼吸音でない場合は，下記の内容を確認します

　呼吸音の左右非対称(消失も含め)，副雑音 **表4** が聴取された場合は，部位や特徴の同定をします **図14**。

表4 副雑音の種類と病態・疾患

副雑音の種類		音の特徴	病態・疾患
連続性	低音性 （いびき音）		喀痰貯留，気道狭窄，COPD 急性増悪，心不全，気道異物など
	高音性 （笛様音）		気道狭窄，喀痰貯留，気管支喘息発作時など
断続性	細い （捻髪音）		太い気管支壁の痰の破裂，気管支拡張症，肺炎，肺水腫，慢性気管支炎の増悪期，心不全など
	粗い （水泡音）		細気管支，肺胞の再解放，間質性肺炎，肺線維症

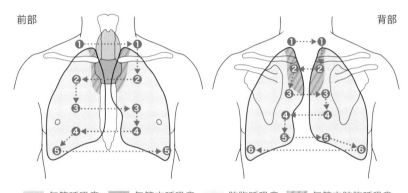

気管呼吸音　　　気管支呼吸音　　　肺胞呼吸音　　　気管支肺胞呼吸音
❶から順に，左右対称に1か所につき1呼吸（吸気・呼気）以上行う

図14 呼吸音の聴取部位と順番

| 4 | 動脈血酸素飽和度
（SpO$_2$：S＝Saturation P＝Pulse O$_2$＝Oxygen）

▶観察のポイント

❶ 爪にマニキュアや肥厚などがみられる場合は，パルスオキシメーター 図15 が使用できません

❷ 酸素飽和度は，総ヘモグロビンに対する酸化ヘモグロビンの割合です。パルスオキシメーターを使用した経皮的動脈血酸素飽和度は SpO$_2$ と呼びます。正常は，SpO$_2$ 97～100％です

図15 パルスオキシメーター

❸ SpO$_2$の値が低くなるのは，呼吸不全が一定時間持続した状態です。1分間の呼吸回数と呼吸状態を観察することは，忘れてはいけません

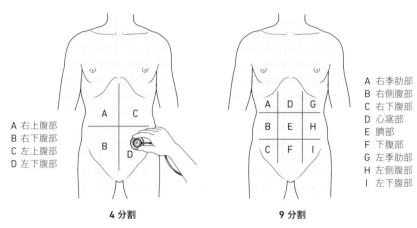

A 右上腹部
B 右下腹部
C 左上腹部
D 左下腹部

4分割

A 右季肋部
B 右側腹部
C 右下腹部
D 心窩部
E 臍部
F 下腹部
G 左季肋部
H 左側腹部
I 左下腹部

9分割

図16 腹部の4分割と9分割

│5│腹部の観察

▶観察のポイント

❶ 腹部のイグザミネーションの順番は，視診→聴診→打診→触診です。痛みがある部位は，最後に確認します

❷ 蠕動音の聴取は，腹部内では音が反響するため1か所に軽く聴診器のチェストピースをあてて，蠕動音を確認します

正常では，5〜15秒以内に1回聴取できます。それ以上聞こえる場合は，蠕動音亢進です。1分間でようやく聴取できた場合は「減弱」，5分間聴取できない場合は「消失」とします。蠕動音亢進では下痢，イレウスなど，消失の場合は麻痺性イレウス，腹膜炎などが考えられます。

❸ 閉塞性イレウスの場合は，ガスや貯留物が狭窄部位を通る際に金属音が聴取されます。他の腹部の症状も記録する必要があります

❹ 腹部は，4分割または9分割で部位を特定します **図16**

③ 地域・在宅看護における看護過程と記録

1 ▶▶ 地域・在宅看護における看護過程

ヴァージニア・ヘンダーソンは「看護師の第一義的な責任は，患者が日常の生活パターンを保つのを助けること」と述べています（Henderson, 1961）。そして，看護の対象が自分で日常の生活パターンを保つことができなくなった時に援助することが看護独自の機能であるとも述べています。この看護独自の機能を果たすために看護師は看護過程を展開します。看護の機能は病院であれ，地域・在宅であれ根幹は同じです。しかし，病院は生活よりも治療を優先させた環境ですので，生活の中に医療・介護をなじませていく地域・在宅看護は，異なる視点で看護過程の展開がなされます。

地域・在宅における看護過程で必要な視点は以下の通りです。

- 生活の場での看護の視点
- 療養者・家族の QOL を維持・向上させる視点
- 療養者の疾病・障がいのレベルに合わせた看護の視点
- 療養者・家族のセルフケアと自立の視点
- 療養者・家族へのインフォームド・コンセントと意思決定支援の視点
- 療養者・家族の権利擁護の視点
- 生活の場での安全管理の視点
- 保健医療福祉での多職種連携におけるケアマネジメントの視点

　地域・在宅看護の場は，おもに療養者の自宅になりますが，地域における介護保険施設なども含まれます。療養者の自宅であっても，施設であっても，療養者が病院ではなく地域で生活する場合は，地域・在宅看護が重要な役割を担うことになります。

　地域・在宅における看護過程では，生活の場で看護が展開されますから，「療養者である前に生活者である」ということを意識する必要があります。療養者は，疾患や障がいなどを有していても，地域住民として，家族の一員として生活をしています。したがって，その療養者の疾病や障がいのレベルに合わせたその人なりの QOL の維持・向上を優先することを常に念頭におくことが重要です。療養者やその家族の在宅療養生活に関する希望，すなわち解釈モデル MEMO を必ず確認したうえで進めていきます。

　また，看護師が関わることができるのは，生活の中の限られた時間です。したがって，療養者・家族が安全に自立した生活をすることが求められます。看護師がいない時間にどのような生活がなされているのかを予測することも大切です。地域・在宅看護においては，セルフケアと自立の程度が，療養者・家族の生活の安全性や，QOL に直結するともいえます。療養者・家族にとって，生活の場での安全性には「医療上のリスクがない」ということと「生活上のリスクがない」という両面があります。たとえば，転倒・転落，誤嚥，経済的損失などの生活上のリスクと，チューブトラブル，外傷・感染，病状悪化といった医療上のリスクがあります。セルフケアと自立の視点の看護は，安全な生活や，療養者・家族の QOLを高めることにも結びついています。

MEMO

解釈モデル

　看護の対象となる療養者・家族は，医療（看護）に期待すること，今の課題が現在の生活にどのような影響を与えているのか，今の状況をどのように捉えているのかなど，自分自身の考えをもっています。これらの考えを「解釈モデル」といいます。

　療養者・家族はこの解釈モデルに基づいて保健医療行動をとります。そのため，地域・在宅看護においては，療養者・家族の解釈モデルを明らかにしてケアを行うことが，療養者・家族の求めている看護を提供することにつながります。看護師が理解した解釈モデルと療養者・家族の解釈モデルが一致することは，大切です。

生活の主体は，療養者・家族です。療養生活の中では，治療，サービス内容，療養場所について意思決定をしなくてはいけないさまざまな場面があります。その際に，看護師として安全に療養生活を送ることができるように，また療養者・家族の権利擁護をする者として，十分なインフォームド・コンセントをすることで，療養者・家族の生活の安全を守ることや，自己決定（意思決定）を支えることになります。

　さらに地域・在宅で生活する過程では，療養者とその家族に多様な要望やニーズが生じます。この要望やニーズに対応するためには，看護師だけではなく，そのほかの保健・医療・福祉・介護職や，地域住民を含めたチーム，すなわち多職種連携・多機関連携で対応することが必要不可欠です。そのようなケア体制のことを「地域包括ケアシステム」(p.9 **図1**) といいます。

　地域包括ケアシステムにおいては，連携するメンバーそれぞれの職種はもちろんのこと，所属機関（組織）も異なりますので，それぞれの特徴や違いを理解したうえで，調整・協働をしていく必要があります。**地域・在宅看護の看護過程では，療養者とその家族を中心に，彼らをとりまく多職種が必要な情報を共有し，同じ目標に向かって協働することが重要です。**

2 ▸▸ 地域・在宅看護における記録

　地域・在宅看護においては，多職種連携・多機関連携が必要不可欠であり，そのためにも情報を適切に共有することが求められます。療養者とその家族から得られた情報は，文書で事実確認ができるように記録される必要があります。また，**看護師は単独で訪問するため，適切に記録に残すことが重要になります** `MEMO`。

　看護記録とは，看護実践の一連の過程の記録です。看護記録は，医療法（昭和23年法律第205号）および医療法施行規則（昭和23年厚生省令第50号）において，病院の施設基準などの1つである診療に関する諸記録として規定されています。また，病院・診療所の基本料に関する施設基準として，看護に関する記録は，「基本診療料の施設基準等及びその届出に関する手続きの取扱いについて」（平成30年3月5日保医発0305第2号）において規定されています。このように看護記録は，施設内に限らず，法令によって規定がなされています。

　地域・在宅看護においては，訪問看護計画書および訪問看護報告書の作成について，「指定居宅サービス等の事業の人員，設備及び運営に関する基準」（平成11

`MEMO`

看護記録の重要性
　訪問看護を含む介護保険事業所は，必ず都道府県や市町村から実地指導を受けなくてはいけません。その際に確認されるのは，実際にサービスが提供されたことを示すための記録などです。

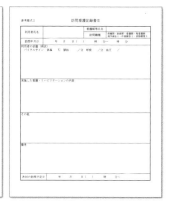

図17 訪問看護記録と報告書の様式例
厚生労働省保険局医療課長，（2020），訪問看護計画書等の記載要領等について：保医発0327第2号（令和2年3月27日），参考様式1，2より

年厚生省令第37号）および「指定訪問看護の事業の人員及び運営に関する基準」
（平成12年厚生省令第80号）において，規定されています。具体的には，以下の
内容が示されています。

- 訪問看護計画書及び訪問看護報告書の作成として，利用者の希望，主治医の指示及び心身の状況等を踏まえて，療養上の目標，当該目標を達成するための具体的なサービスの内容等を記載した訪問看護計画書を作成すること
- 当該計画の内容に沿って訪問看護計画書を作成すること
- 訪問看護計画書の作成時には，その主要な事項について療養者又はその家族に対して説明し，同意を得ること
- 作成した訪問看護計画書を療養者に交付すること
- 訪問日，提供した看護内容等を記載した訪問看護報告書を作成すること

したがって，これらのことをふまえて，訪問看護記録を作成する必要があります。記録は，看護師のみならず他職種とも情報を共有する必要がありますので，他職種でも理解可能な用語・表現を用いて記載することが求められます。看護記録の内容は，具体的に，かつ，その場の状況を丁寧に記載します。療養者の療養する場所が，病院や施設などに変わることになった場合には，看護職間や他職種と情報共有することが必要となります。このような時には，療養者に関する情報を精選し，施設の担当者などが正確に理解できる記録の作成を心がけます。

訪問看護における看護記録用紙は，訪問看護計画書や訪問看護報告書，訪問看護記録書Ⅰ・Ⅱの作成が義務づけられています **図17**。

訪問看護計画書は，看護目標，問題点，看護計画および評価を記録する用紙です。これは療養者と家族にその内容についてインフォームド・コンセントを得たうえで，療養者に交付されます。訪問看護報告書は，訪問日，実施した看護内容，家庭での療養状況の記録用紙です。訪問看護計画書と訪問看護報告書は，法令などにより規定された様式があります。またこれらは定期的に主治医に提出するこ

とが義務づけられています。

　訪問看護記録書Ⅰ・Ⅱは参考様式が厚生労働省から示されているのみで，決まった書式はありません。そのため各事業所によって異なります。訪問看護記録書Ⅰは，初回訪問時に情報収集した療養者とその家族に関する基本的な内容，主治医に関わる内容です。具体的には，訪問看護の依頼目的，初回訪問年月日，主たる傷病名，既往歴，現病歴，療養状況，介護状況，緊急時の主治医・家族などの連絡先，指定居宅介護支援事業所の連絡先，その他関係機関との連絡事項などになります。訪問看護記録書Ⅱは，訪問ごとに記載する記録で，療養者の状態や実際に提供した看護内容を記載します。具体的には，訪問年月日，病状・バイタルサイン，実施した看護・リハビリテーションの内容などを記載します。なお，精神科訪問看護に係る記録書Ⅱには，食生活・清潔・排泄・睡眠・生活リズム・部屋の整頓など，精神状態，服薬などの状況，作業・対人関係，実施した看護内容なども記載します。

文献

・Beckman, H.B., Frankel, R.M.(1984). The effect of physician behavior on the collection of data. Annals of Internal Medicine, 101(5), 692-696.

・Rogers, C.R., Farson, R.E.(1987). Active Listening. Newman, R.G., Danzinger, M.A., Cohen, M.(eds), Communicating in Business Today. D. C. Health & Company, MA.

・黒田裕子(監訳). (2018). 看護介入分類(NIC)原書第7版. エルゼビア・ジャパン.

・Riley, B.J.(2011). Communication in Nursing(7th ed). Mosby, MO.

・Henderson, V.A./湯槇ます，小玉香津子(訳). (1961/2019). Basic Principles of Nursing Care(Reprint). International Council of Nurses, SZ./看護の基本となるもの. 日本看護協会出版会.

・厚生労働省. 福祉・介護　地域包括ケアシステム. https://www.mhlw.go.jp/stf/seisakunitsuite/bunya/hukushi_kaigo/kaigo_koureisha/chiiki-houkatsu/(2021年1月13日アクセス)

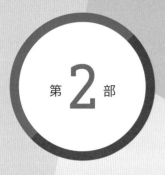

第2部

事例を通して
地域・在宅看護を学ぶ

第3章 | 療養者・家族を主体とした看護

第4章 | 生活の場での看護

第5章 | 在宅エンド・オブ・ライフケア

第6章 | 認知機能が低下した人の在宅療養生活支援

第7章 | 地域包括ケアシステムをつくる多職種連携

第2部では，事例から地域・在宅看護の考え方や対象を学びましょう。

地域・在宅看護では，病院での看護の考え方からするとジレンマを感じてしまう状況にしばしば出会います。そのような時は，第3章で学ぶように，「生活者である療養者・家族が主体である」ということを軸にして考えます。また，療養者・家族の生活の場である自宅での看護の考え方を第4章で学びます。

第5，6章では，地域・在宅看護の対象となることが多い療養者・家族の看護を学びます。「患者」ではなく，家庭内の役割や人生のこだわりをもった「人」として，療養者・家族をみていきます。

第7章では，地域包括ケアに関わる多職種が登場します。地域全体の中で看護が果たす役割を考えてみましょう。

Case 1

必要でないケアを要求される

医学的には浣腸の必要がない機能性慢性便秘の療養者に，「オムツ交換が大変だから」と家族が浣腸を要求する。

　原田紀子さん(仮名，90代女性)は大腿骨頸部骨折後で，認知症があり，ほぼ寝たきりの状態です。訪問看護を週に1回利用しています。もともと機能性慢性便秘があり，緩下剤を何種類か処方されています。介護者は長男の妻(60代)で，在宅介護を2か月続けています。

　看護師が訪問すると，紀子さんの排便の有無にかかわらず，介護者から毎回「浣腸」を依頼されます。訪問看護師は腹部の状態や排便状況をアセスメントして，「今日の浣腸は不要」と判断するのですが，介護者は「どうしてもやってほしい。私1人の時に排便されたら，オムツ交換が大変」と強く主張して譲らない状況です。腹部の状態を丁寧に説明し，浣腸は不要であると伝えて浣腸を実施せずに訪問看護を終えたことがありましたが，その時は「訪問看護師が浣腸をしてくれなくて困った」とケアマネジャーに苦情が寄せられました。

確認しよう

生活 の視点

① 紀子さんの食事と水分摂取の状況
紀子さんは，普段どのような食事を，どのくらいの量，どのようにして食べているでしょうか。また，水分摂取の方法や回数，量などもわかる範囲で確認してみましょう。

② 紀子さんの排便の状況
どのような性状・量の便が，どれくらいの頻度で出ているのでしょうか。

③ 家族・介護者の生活
家族，特に介護者の生活を知り，介護が生活上の負担になっていないか確認しましょう。

看護 の視点

④ 紀子さんと家族の関係
紀子さんと家族介護者の関係，また，家族全員の関係や，家族介護者の立場，紀子さんの立場，介護の分担状況など，わかる範囲で確認してみましょう。

⑤ 家族介護者の介護スキルと状況
排便時のオムツ交換について，介護者は必要なスキルを身につけているのでしょうか。物品を節約しすぎて不便になっていることはありませんか。
食事介助などその他の介護についても，負担を軽減できる部分はないでしょうか。

⑥ 訪問介護などほかの居宅サービスの利用状況

⑦ 紀子さんの全身状態と腹部の状況

⑧ 紀子さんの日常的な排便状況と日常生活動作(以下，ADL)の確認

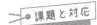

課題 の解説

　地域・在宅看護において，排泄ケアはしばしば問題になります。排便に関わる医行為の必要性の判断や排便コントロール方法だけでなく，家族介護者の負担，褥瘡，心身の不調などが影響することが報告されています。

　訪問看護師や訪問介護職員が不在時に排便があると，家族介護者がオムツ交換を実施します。療養者との関係などから介護者がオムツ交換に抵抗感を強く感じている場合や，介護負担が大きく疲弊している場合もあるため，家族介護者の負担軽減を目的として，看護師や介護職員の訪問時に排便しオムツ交換が行えるよう，療養者の身体状況をアセスメントしつつ摘便などの排便コントロールを実施することがあります。

　「家族介護者が強く望んだから」という理由で，アセスメントで不要と判断された浣腸などの排泄ケアを実施すべきでしょうか？　看護師が有効ではないと考えるケアを家族介護者が求める場合，「ケアの主体は家族だから」と，看護師はその意向を優先すべきでしょうか？

対応 のポイント

Point1 ▶ 療養者・家族との信頼関係を構築することが最初の一歩です

　訪問看護師が療養者に関わるのは生活の中のごく一部であり，看護師が不在の時に介護をするのは家族です。そのため，家族介護者の負担を軽減することは，療養者が在宅療養を継続するために欠かせません。

　また，在宅看護は病院看護と異なり，契約が前提です。療養者・家族が訪問看護事業所と契約をして初めて訪問看護がなされます。訪問して看護を提供する時間は，療養者・家族が支払う利用料金に直結しています。したがって，療養者の状態を確認しながら，時間配分と優先順位を考慮し，限られた時間内にケアを実施します。あくまでも療養者・家族ファーストであるべきですが，消費者の要望に応える一般的な「サービス」とは異なり，療養生活を送るうえで必要な看護ニーズに応える「看護サービス」を提供するのが看護師の役割であることも，療養者・家族に理解して契約してもらう必要があります。

　このケースの場合，訪問看護師が身体的な状態から浣腸が不要であると説明をしても，介護者と信頼関係がない状況では，「こちらの希望を聞き入れてもらえない」と受けとられる可能性があります。そのことを苦情としてケアマネジャーに報告・相談されたり，もしくは突然契約解除されたりすることも珍しくはありません。そのため，看護師は毎回の適切なアセスメントを実施したうえで，療養者に重大な危険性がないと判断できる限り，当面の間は介護者の希望するケアを提供し，信頼関係の構築に努めることがあります。

その場合も，療養者と家族介護者をともに看護の対象と捉え，「よりよい療養生活を送る」という看護ニーズに応えていく関わりの一環として，そのケアを位置づけることが重要です。これは，ベナーが看護師の援助的役割の能力として挙げている「患者の家族を，情緒面と情報面で援助する」「情緒的な変化や状況の変化に応じて患者を指導する：状況に合わなくなった対応策を取りやめ，新たな選択肢を提供する：方向付けし，教育し，仲介する」にあたります(Benner, 2001)。

Point2 ➡ 家族の普段の介護への労いの言葉が信頼の醸成に

療養者の状況にもよりますが，訪問看護師が看護を提供できる時間は1回の訪問につき30分～数時間と限られています。それ以外の時間は，家族がずっと介護をしているのです。そのことを看護師はしっかりと受け止めて，家族に労いの言葉をかけることは信頼関係を構築するために大切なことです。特に介護負担感を強く感じている家族の場合は，その原因を分析し，解決方法をともに模索していくことで，介護生活を一緒に歩む協力者と認識してもらえるようになります。

具体的な言葉がけとして，「よく介護されていらっしゃいますね」など，NURS(p.31)の「R：尊敬」や賞賛の言葉によって，家族は自分たちの介護を認めてもらえたという気持ちになります。そして「一緒に問題に対応していきましょう」と「S：支持」の言葉をかけることで，療養者・家族は「自分は1人ではない。訪問看護師を頼っていいのだ」と感じることができます。

在宅での療養者・家族には，「退院」はありません。言い換えれば，いつまで続くかわからない介護の時間を一緒に進んでくれるガイドを得たような安心感をもってもらえると，ケアをより有効に提供できるようになるでしょう。

Point3 ➡ 排泄に関するアセスメントを実施します

介護者との関係を築きながら，排便日記 MEMO などを導入し，療養者の排泄状況を観察します。食生活や水分摂取の状況も同時に把握し，自然排便への移行の可能性を確認します。機能性便秘の原因となりうる疾患・病態はさまざまであり，紀子さんの場合は何がおもな原因であるのか，主治医の診断などを過去の記録から把握し，処方されている緩下剤の種類や回数，服用の状況も確認します。

失禁という不快な状況は，自尊心低下など療養者の主観的健康感に影響を及ぼすことも家族に伝え，可能であれば，排便パターンに応じたトイレ誘導などを検討するとよいでしょう。時間がかかるかもしれませんが，信頼関係が構築できたところで，ケアの方向性などを確認します。そして家族に説明しながら，協力が得られるように少しずつ働きかけていきます。

MEMO

排便日誌

田中らが行った調査(2014)によると，排泄障害のある療養者の約3割は日常生活自立度が高く，トイレ使用の場合に自然排便への移行が可能であることが明らかにされています。排便は，排尿よりその可能性が高いです。排便日誌とは，処方されている緩下剤，排便時刻，便の性状・量，排便時の状況，食事状況，その他気がついたことなどを毎日観察し記録するものです。この日誌をつけることで排泄パターンが把握可能となり，自然排便への移行の可能性の検討に役立ちます。

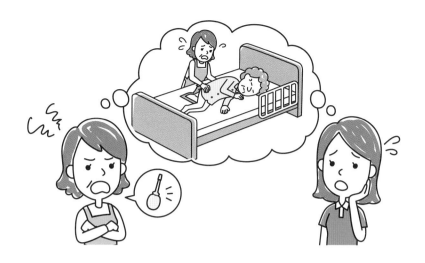

対応 の実践例

👩 **家族**　「今日も浣腸をしてくださいよ。お義母さんのオムツ交換が大変なんです」

👩 **看護師**　「オムツ交換が大変だから，浣腸をしてほしいと思われるんですね。紀子さんの今日のお体やおなかの状態をみると，今，浣腸をしなくても後でご自身で排便できるかもしれませんが，そうするとオムツ交換が大変になってしまうのですね」

👩 **家族**　「そうなんですよ。私1人で全部やらなきゃいけないんだもの」

👩 **看護師**　「お1人で介護を担われているのですね。毎日介護されるのは大変なことですよね」

👩 **家族**　「ほかにできる人はいないしね。ちゃんとしないと，お義母さんもつらいでしょ」

👩 **看護師**　「紀子さんがつらくないように，いつも身体を清潔に整えていらっしゃるんですね」

👩 **家族**　「きっちりした人だったもの。ウンチがお尻についていたらかわいそうだから，オムツだってすぐ替えてあげないと。でも私も家事があるし，とにかく手が足りないのよ」

👩 **看護師**　「紀子さんのためにオムツをすぐ替えてあげたいけれど，手が回らないことがあるのが気がかりだったのですね」

👩 **家族**　「そうなのよ」

👩 **看護師**　「紀子さんの介護も家事もあって，毎日大変だと思います。介護職員の訪問を増やすことをケアマネジャーさんに相談されるのもいいと思います。ただしそのぶん介護費用が増えるので，ご家族のお考え方次第です」

👩 **家族**　「そうねえ，ヘルパーさんがもっと来てくれたら，私も余裕ができるかも……」

👩 **看護師**　「もし余裕ができたら，一緒に紀子さんの排便やお食事について観察してみませんか。紀子さんの場合は，お食事やお薬の量や時間を調節すれば，浣腸をしなくても排便のタイミングを調整して，将来的には，ポータブルトイレなどで排便できるかもしれません」

👩 **家族**　「あら，また自分でできるようになるの！」

👩 **看護師**　「今はまだわかりませんが，一緒に少しずつやってみましょう。私たち訪問看護師も，紀子さんとご家族にとってよい療養生活となるように，サポートさせていただきますね」

Case **2**

よかれと思って提案したことが
苦情に発展

布団での臥床時間の長い療養者に介護用ベッドを勧めたら，
家族から「看護師が無理やり勧めてきた！」と苦情，契約解除に。

　西田敏夫さん(仮名)は 60 代の男性で，腰椎圧迫骨折後のリハビリテーション中です。調子のよい時は少し起き上がることができますが，普段は多くの時間を和室の布団で臥床して過ごしていました。看護師は「介護用の電動ベッドがあれば敏夫さんが起き上がりやすくなり，臥床時間が減少するのではないか。またご家族も腰に負担がなく介護しやすくなる」と考え，たまたまご家族が不在の時に敏夫さんにベッドのレンタルを提案しました。すると，「家族にとっても自分にとってもよさそうだ」と，敏夫さんは意欲的な反応でした。

　ところが後日ケアマネジャーから，敏夫さんの家族より「看護師と看護学生が自分たちの仕事がやりやすくなるように無理やりベッドを勧めた」と苦情が寄せられたという報告が。敏夫さんの家族は，担当を変更するか，もしくは今の訪問看護事業所との契約を解除して，別の事業所にお願いしたいとも伝えてきました。

✏●確認しよう

生 活 の視点

① 敏夫さんの日常生活の様子

日常生活をどの場所で，どのように過ごしているのでしょうか。調子のよい時にはどのようにして起き上がり，何をしているのでしょうか。

② 敏夫さんの生活している部屋の環境

敏夫さんが普段生活している部屋は自宅内のどこに位置しているでしょうか。室内の環境(日当たりや室温)はどうなっていますか。

つかまって起き上がったり，歩いたりするのに使えるものが室内にありますか。逆に，歩行の邪魔になるようなものはないでしょうか。

③ 敏夫さんの意向

敏夫さんは，日常生活をどのように過ごしたいのでしょうか。やりたいけれど諦めていることや，もっとこうしたいと思っていることはないでしょうか。

布団か，介護用の電動ベッドか，敏夫さん自身はどちらがいいと思っているのでしょうか。

看 護 の視点

④ 敏夫さんの ADL

敏夫さんの ADL，特に，起き上がり動作と下肢の筋力 [MEMO] を確認しましょう。介護用の電動ベッドなどを活用することで，自力での起き上がりがどの程度可能となるのか，また ADL 拡大に結びつきそうかをアセスメントするために必要な情報を確認します。

⑤ 家族の意向

介護用ベッドはレンタルであっても費用が発生します。そのため，その家庭の経済状況や，価値観などの確認が大切です。つまり，家族は現在の介護についてどのように思っているのか，何を優先させているのかなどを確認します。

● 課題と対応

課 題 の解説

　病院などの施設では，生活の場というよりも，治療・療養の場として環境がつくられています。しかし，地域・在宅看護は，療養者の居宅，すなわち「生活の場」で提供されます。そこでは生活のリズムも介護方法も，療養者・家族の判断と工夫によって成り立っており，多様です。そのため，療養者・家族の生活を尊重した看護の提案が必要となります。つまり病院内と異なる看護を考えなければなりません。

　その際に大切なことは，看護師が関わることができるのは生活のごく限られた一部の時間であり [MEMO]，そのほかの時間は，療養者とその家族が工夫をして生活していることを忘れないことです。オリジナリティあふれる方法も尊重することが大切です。

　訪問看護師が提供する看護を療養者や家族が受け入れることができない場合，今回の事例のように契約が打ち切られてしまうこともあります。契約が打ち切られた場合，療養者に最善の看護を提供する準備があっても，実現できません。したがって，病院以上に療養者と家族の意向を確実に捉え，尊重する必要があります。

> [MEMO]
>
> #### 下肢の筋力を確認する方法
>
> 　地域・在宅においては，筋力測定の器具などはありません。そのため，道具がなくてもできる簡便な検査で確認します。筋力低下や，ADL の評価，神経障害の部位を確認するために，徒手筋力テスト(Manual Muscle Test：MMT)で筋力テストを行います。MMT3 以上であれば，重力に逆らって動かすことができる状態です。
> ❶療養者が椅子に座ることができる場合，股関節・ひざ関節を 90 度の状態で座り，足底が床面から離れれば，股関節 MMT3 以上になります。また，この状態が維持できれば，膝関節も MMT3 以上になります。
> ❷療養者が座位になれない場合，腹臥位になり，膝下を床から離すことができれば，股関節の屈曲は MMT3 以上になります。また，同じ腹臥位で大腿を持ち上げることができれば股関節の伸展は MMT3 以上になります。
> 　この他にも，座った状態からの立ち上がりテストなどで筋力を確認します。

対応 のポイント

Point1 ➡ 療養者・家族のオリジナルな考え方や方法を尊重します

　居宅とは，療養者・家族の生活の場。生活のためにさまざまな工夫がなされています。電動ベッドや歩行器などの介護用品や人工呼吸器などの医療器具も，家庭内にあれば家具のように認識され，思い入れや好みがその選択や使い方に影響することがあるでしょう。訪問看護師からみると驚くような方法や状況もありますが，その家族の生活や選択を尊重することが最優先されます。

Point2 ➡ 現在の方法を否定するのではなく，よい点，改善点をアセスメントしましょう

　療養者・家族が生活の中でとり入れているオリジナルな方法について，その方法に至った経緯や，よい点，改善したい点を尋ねましょう。その時に，看護師の考えを押しつけるのではなく，支持的に関わることが大切です。まずよい点を見つけ，次に改善したらもっとよくなる点を伝えます。そして，最後に再度よい点を述べると受け入れられやすいでしょう。初めから否定するのではなく，まずはよい点を伝えることで，相手は聴く姿勢ができます。改善点は，その理由を療養者と家族にわかるように根拠を示しながら伝えます。

Point3 ➡ タイミングをみながら改善点を提案し，療養者・家族の選択を待ちます

　自分の中で改善点を明確にできたら，療養者・家族とよい関係を築きながら，具体的な改善の方法を提案します。その場合も，提案した内容のメリット・デメリットを十分に説明し，強引に押しつけるのではなく，療養者・家族が選択することを待ちます。必要なケア内容を考えるのは看護師(看護学生)ですが，決定権はあくまでも療養者・家族にあることを念頭におきましょう。

対応 の実践例

👩‍⚕️ **看護学生**「いつ頃から敏夫さんはお布団の上で生活されていますか」

🧑 **家族**　「退院してからずっとですね。この頃はあんまり起きることもなくてねえ」

👩‍⚕️ **看護学生**「退院してからずっとお布団を使われてきたんですね。お布団のよい点は何ですか」

🧑 **家族**　「あんまり考えたことなかったけど……ほら，倒れる前から毎晩布団で寝てたから」

👩‍⚕️ **看護学生**「敏夫さんの以前からの習慣なのですね。ご家族は，敏夫さんがお布団で寝ていらして，困ったことや改善できたらいいなと思う点はありますか」

🧑 **家族**　「起き上がりはできるのですが，その後の立ち上がりをうまく介助できなくて，いつも力仕事になってしまいます」

👩‍⚕️ **看護学生**「起き上がりはできるのですね，立ち上がりの介助に苦労されているのですね」

🧑 **家族**　「はい。そうです」

👩‍⚕️ **看護学生**「今もご家族の方が工夫されて起こしてくださっていますが，お布団だと介助の時に，ご家族の腰に負担がかかる姿勢になっているのではないでしょうか。腰が痛くなることはあり

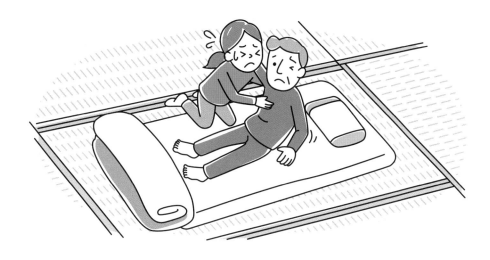

ませんか」

家族　「そうなんです。実は腰痛がだんだんひどくなっていて」

看護学生「腰の負担を軽減するには，介護用の電動ベッドが向いていると思いますよ」

家族　「やっぱり，そうですかね～」

看護学生「レンタルの介護ベッドは種類にもよりますが，高さが調節できますから，ご家族の方が敏夫さんの足をベッドの横におろして，その後，敏夫さんとご家族に無理な負荷がかからない方法で立ち上がらせれば，お布団よりは楽になります。負担の少ない介助方法を私たちが一緒に練習させていただきます。
ただ，レンタルですので費用がかかります。ケアマネジャーさんに相談して，介護保険を活用するとどのくらいになるのか計算してもらうことができますので，敏夫さんとご家族がよろしければ，私からケアマネジャーさんにご連絡しましょうか」

家族　「う～ん。そうですね～。お願いしてみようかな」
（迷いながらもうなずき，承諾が得られる）

看護学生「わかりました。連絡してみますね。介護ベッドをレンタルされて敏夫さんが起きていらっしゃる時間が長くなることで，少しずつでもリハビリテーションが進み，もう少しご自分で動くことにもつながると思います」

MEMO

訪問回数の平均

　訪問看護師が1人の療養者に1か月以内に訪問する回数の平均をみると，最も多いのは医療保険の利用者で7.9回/月，最も少ないのは要支援1で3.9回/月となっています（2009～2015年介護サービス施設・事業所調査より）。そのうち1～2回を理学療法士などが訪問するケースもあるため，訪問看護師が療養者に会うのは，通常週1～2回程度と考えるとよいでしょう。退院直後や看取り期など，療養者の状態が不安定で看護が必要な時期は，主治医の特別指示を受けて毎日，複数回訪問することもあります。

Case 3

療養者と家族の意見が対立

- -

体格のよい療養者の介護で，主介護者に腰痛が出現。
デイサービスを勧める息子夫婦と，拒否する療養者が対立！

　吉田太さん(仮名，70代男性)は脳梗塞後ある程度のリハビリテーションを行い，在宅療養となりました。同じ年齢の妻と息子夫婦とともに自宅で生活をしています。息子夫婦は普段は仕事をしているため，日中は妻と2人で過ごしています。リハビリテーションをしていますが，右半身麻痺がありADLは部分介助が必要な状況です。息子夫婦としては，昼間は老々介護の状況になるためデイサービスなどを積極的に利用したいと考えています。

　しかし，太さんは「デイサービスなんて行きたくない。家で生活できるから十分だ」と利用を拒否しています。太さんは180cm，85kgと体格がよく，妻が介助するにも限界があり，実際腰痛が出現しています。息子夫婦は母親が大変だと思い，太さんを説得しますが，「だったら誰も世話をしなくていい！　俺は1人で生活できる！」と怒り出す始末です。

●確認しよう

生活 の視点

① 太さんの日常生活の状況

特に，妻と2人きりになる日中の時間の，太さんの過ごし方を確認します。食事や排泄などの時間や回数のほか，家の中のどこで何をして過ごしているのか，趣味や興味・関心事なども含めて情報を集めてみましょう。

② 太さんの療養環境

日中多く過ごす部屋の環境，トイレの空間や状況とトイレまでの距離，食事場所の状況などを確認します。

③ 太さんと家族の関係

太さんが夫として，父親として，家族とどのような関係を築いてきたか確認します。

④ 太さんの地域社会との関わり

太さんが地域の中で，どのような関わりをもっていたのかを確認します。たとえば，仕事，ご近所や自治会との関わりなどを確認します。

看護 の視点

⑤ 太さんのADLの状況

妻と2人きりになる日中の生活の中で，どの程度のADLが自立しているのか確認します。

たとえば，昼食の状況(食事場所までの移動が可能か，1人で食べることができるのか，食事の下膳・配膳ができるのか，食後の口腔ケアができるのか)，排泄の状況(トイレまでの移動が可能か，下着の上げ下げができるか，トイレットペーパーを使用することができるか，排泄後排泄物を流すことができるのか，手洗いができるか)などです。

⑥ 太さんの気持ち

太さんがデイサービスに行きたくない理由を確認します。もしかしたら，テレビや友人などから得た情報だけをもとに否定的なイメージを抱いているのかもしれません。

また，妻に対する思いや妻の体調の変化に気づいているかどうか，妻や息子夫婦と家族としてどうありたいと考えているかなども，機会をつくり確認できるとよいでしょう。

⑦ 妻の気持ちと身体状況

妻はどうしたいと思っているのか，腰痛のほかに身体に不調はないのかを確認します。状況によっては，太さんには聞こえない場所で確認することが必要です。

⑧ そのほかの家族の気持ち

息子夫婦はどうしたいと思っているのか，またそう思う理由を確認します。

⑨ 近隣のデイサービスなどの情報やほかの地域資源の状況

近隣にあるデイサービスの特徴や利用者の傾向(男性が多い，リハビリテーションに力を入れているなど)を調べておくと，適切な情報提供につながります。また⑦によってはレスパイト(p.71)が必要な事態もありえます。デイサービス以外にも，ショートステイや定期巡回型サービスなど，使える地域資源があるでしょうか。

課題と対応

課題 の解説

　看護師には，看護の対象の人間としての尊厳や権利を守ることや，自己決定権を尊重する必要があります。同じ家族であっても，1人ひとりは自立した人間です。同じ考えの人ばかりとは限りません。このケースのように，療養者と家族の意見が異なることはよくあります。そのような場合は，結論を急がず療養者と家族の双方から話を聴きます。

　デイサービスとは通所介護施設で，療養者が要介護状態となっても，自宅で自分の能力に応じ自立した日常生活を営むことができるよう，生活機能の維持または向上を目指し機能訓練を行う場所です。入浴や食事の提供など，利用者に必要な日常生活上の世話も行います。また，ほかの利用者とも交流があるため，自宅に閉じこもりがちになる療養者の社会的孤立感の解消につながります。これらのことから，心身の機能の維持・向上が期待されます。さらに介護する家族にとっても，身体的および精神的負担の軽減を図る目的で提供されます。

　サービスの利用にあたっては，まずは療養者本人にじっくりと話を聞き，療養者が納得することが大前提です。したがって，療養者・家族・関係者間で話し合いの機会を設け，デイサービスの利用について，①療養者にとってどんなメリットがあるのか，②どのようなこと(サービス)を受けることができるのか情報提供をします。

　この話し合い(サービス担当者会議 MEMO)は，療養者や家族が生活や人生において何を大

切にしているのかを確認しながら進め，療養者の希望する生活のためにデイサービスがどのような役割を果たせるのかという観点で検討していきます。そもそも脳梗塞後の在宅生活について，太さんと家族はどのような思いを抱き，今後どうしていきたいと考えているのでしょうか。旅行や趣味の再開など，生活上の目標や希望はないでしょうか。デイサービスの利用だけに着目すると意見の対立が目立つかもしれませんが，視野を広げて，太さんと家族が生きがいをもって暮らせる生活のあり方について話してみると，家族として意見や方向性が重なることがあります。その点を手がかりに話し合いを進めるとよいでしょう。

対応 のポイント

Point1 ➡ 療養者と家族の双方から，デイサービスの利用についての考えをじっくり聞きます

なぜ太さんはデイサービスの利用を拒んでいるのか。理由を本人に確認することが重要です。もしかしたら，不自由な身体で外出し，家族以外の人と接することを気にしているのかもしれません。経済的な心配かもしれません。デイサービスそのものの情報が不足しているのかもしれません。本人の考えを確認したうえで，妻や息子夫婦にも確認をします。

Point2 ➡ 太さんが拒否している理由についての情報を提供します

太さんを含めたサービス担当者会議(ケア会議)を開き，太さんと家族に以下の情報を提供します。

- サービス内容(デイサービスでできること，できないこと)
- 療養者にとってデイサービスを利用することのメリット・デメリット
- 家族にとってデイサービスを利用することのメリット・デメリット

Point3 ➡ 太さんや家族がデイサービスに求めている内容を確認します

どのような療養生活を希望しているのか，その生活の実現のためにデイサービスに何を期待しているのかを確認します。具体的な希望や期待が自覚されていなかったり，言葉にされていなかったりすることもあるので，日常生活の困りごとや興味や関心，好きなことなどを糸口にして話し合ってみましょう。

Point4 ➡ 実際に体験してから，決定することを提案します

ケアの決定権は療養者と家族にあります。看護師などは最善と考えるプランを提示し，自己決定を支援することが大切な役割です。療養者は自己決定権のほかにも知る権利をもっていますので，十分な情報提供をすることも，自己決定の一助となります。

対応 の実践例

😊看護学生「太さん，デイサービスについてお話を伺いました。今，少しお話ししてもいいですか?」
😐太さん (少し警戒した顔でうなずく)

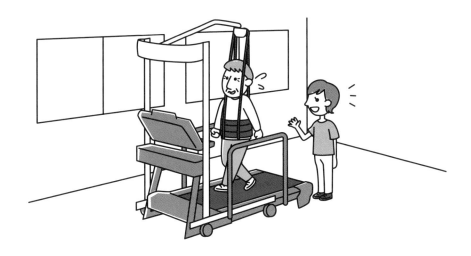

🧑‍⚕️看護学生「太さんのお考えを教えていただきたいのです。太さんは，デイサービスの利用はしたくないと思っていらっしゃるのですね。その理由をお聞かせいただけますか」

👴太さん「家にいても特に困ることはない，妻が世話をしてくれるし……。認知症の人たちと一緒にお遊戯とかしたくない」

🧑‍⚕️看護学生「太さんは，デイサービスは認知症の方がお遊戯をする場所だと思っているのですね」

👴太さん「そうだよ。違うかね？」

🧑‍⚕️看護学生「デイサービスは認知症の方だけではなく，太さんと同じように，リハビリテーションをされている方もいらっしゃいますよ。太さんが自宅で自立した日常生活を営むことができるように，生活機能の維持または向上を目指して，必要なリハビリを行うところなのです」

👴太さん「リハビリができるの？ 毎日？」

🧑‍⚕️看護学生「通う頻度などは，ケアマネジャーさんと相談して決めることになると思います。さまざまなデイサービスがあって，機械を使ってリハビリができるスポーツジムのようなところもありますよ。太さんのご希望に合わせて通う先や，活動内容も選べます」

👴太さん「ふ～ん」（少しうなずく）

🧑‍⚕️看護学生「太さんは，リハビリにご興味があるのですね」

👴太さん「今は全部妻に手伝わせているからね。トイレくらい1人で行きたいよ」

🧑‍⚕️看護学生「日常生活で，ご自分でできることを増やしたいのですね」

👴太さん「うん，僕がずっと家にいると妻が大変だからな……。息子も母親が心配なんだろ」

🧑‍⚕️看護学生「ご家族の負担を気にかけていらっしゃるのですね。たしかに，デイサービスには，ご家族の身体的および精神的負担の軽減を図る目的もあるのです。一度見学に行くだけ行ってみませんか」

> **MEMO**
>
> **サービス担当者会議（ケア会議）**
>
> 　介護保険サービスでは，療養者の要介護度や要支援度にもとづいて，保険内で受けられるサービスの利用限度が決まっています。介護保険の申請後，介護認定審査会を経て要介護（要支援）の認定を受けると，療養者・家族の意向を確認しながら，実際にどのサービスを受けるかをケアマネジャーが計画します。この計画を「ケアプラン」と呼びますが，ケアプランの策定時や変更時には，療養者本人と家族，訪問看護師など関係するサービス事業者を集めて，ケアマネジャーがサービス担当者会議を開催し，その内容や目的などを共有します。

Case 4

暮らしの場は，不適切な療養環境!?

糖尿病のある療養者が住むのは，不衛生な猫屋敷。
感覚が鈍磨した足に，引っ掻き傷を発見!

　　保田優子さん(仮名，70代女性)は，糖尿病で薬物療法(インスリン療法)をしながら在宅療養中です。息子夫婦は隣の県に住んでおり，夫が亡くなった後は一人暮らしです。もともと猫が好きだったこともあり，「保護猫の会」での活動を数年間行ってきました。しかし，ここ最近は思うように動くことができないため，自宅で保護猫を預かる活動だけをしています。現在は自宅に保護された10匹の猫と一緒に生活をしています。

　　優子さんから「最近，足の感覚があまりない」と訴えがあり，足を観察すると，猫たちが引っ掻いたと思われる傷が両足に多数ありました。部屋には猫たちの排泄物の臭いが充満し，床には猫の毛やエサの食べ残しなどが散乱しています。「猫たちは私の大切な家族。トイレのトレーニングをしてもできない子(猫)もいるのよね〜」と優子さん自身は気にとめていません。

　　訪問看護師は，糖尿病による神経障害や血流障害などの足病変を予防したいのですが，どのように優子さんに伝えようか悩んでいます。

確認しよう

生 活 の視点

① 優子さんの生活の状況

食事や清潔など，セルフケアが適切に行われているか確認します。自分の衣食住より猫を優先したり，洗濯や入浴が疎かになったりしていないでしょうか。また，室内にいる猫を心配し，散歩や買い物などの外出がしづらくなっていることはないでしょうか。

② 住環境の状況

猫の排泄物やエサなどの管理や片付けについて，以前は衛生的に維持できていたのなら，病状や加齢による影響が考えられます。優子さんの現在の状況に合わせて，適切に衛生状態を維持するためには，どのような環境が必要か考えてみます。

③ 人間関係などのつながり

優子さんは保護猫活動を長年行ってきたことから，この活動を介した人間関係が形成されていることが考えられます。その中で，猫の預かりを引き受けることで役割を果たしていたり，過剰な頭数の預かりを断れない関係がつくられていたりしないでしょうか。または，猫の飼育を手伝ってくれたり，散歩などに連れ出してくれる仲間はいるでしょうか。

また，猫とは関係ない人間関係や居場所があるでしょうか。独居となり人とのコミュニケーションが減ったことから，猫に関心が集中しすぎていないでしょうか。

Case
4

暮
ら
し
の
場
は
，
不
適
切
な
療
養
環
境
！？

④ 猫への思い

優子さんが家族の一員とも，生きがいとも思っている猫への思いや，猫とともにどのように暮らしていきたいかを確認します。また可能なら，猫たちの健康状態や食事の状況も確認します。

看 護 の視点

⑤ 糖尿病と足病変のアセスメントとフットケアの検討

優子さんの病状を確認します。神経障害や血流障害により，足病変が発生するリスクはないでしょうか。現在の足を状態のアセスメントし，必要なフットケアを検討します。

また，食事や運動など，糖尿病を悪化させない生活習慣があるかについても確認します。

⑥ 環境調整と社会資源

掃除しやすい家具の配置など，足病変のリスクを低減させ，衛生状態を改善するような環境調整が可能かどうか確認します。また，介護保険サービスの利用状況や地域の社会資源を確認し，生活援助(室内の掃除)などが利用可能かどうかも検討します。

⑦ 猫の存在がケアに与える影響

猫が衛生物品を破損したり，訪問看護師を引っ掻くなどの可能性はないでしょうか。人獣共通感染症 MEMO やアレルギーについても調べてみましょう。

● 課題と対応

課 題 の解説

　内閣府が行った動物愛護に関する世論調査(2009)によると，回答した1,939人のうち34.3%が何かしらのペットを飼っていました。その理由として，「生活に潤いや安らぎが生まれる」(61.4%)，「家庭がなごやかになる」(55.3%)ということが挙げられていました。このように，訪問先に何かしらのペットがいることは珍しくありません。優子さんのように「ペットは家族の一員」として同居している療養者も存在します。

　今回の事例では，糖尿病である優子さんにとって，猫が10匹もいるという住環境から生じる問題と，猫そのものが訪問看護師のケアに与える影響や，不衛生な環境，人獣共通感染症，アレルギーといった課題があります(p.17)。

対 応 のポイント

Point1 ➡ 否定的な言葉を避けながら，足病変の予防とセルフケアの必要性を伝えます

　優子さんは糖尿病のため，神経障害や血流障害により，足病変が発症するリスクがあります。実際に「最近，足の感覚があまりない」という訴えや，両足に引っ掻き傷が多数あることから，今後感染や化膿が生じても，感覚がないため悪化するリスクがあります。そのため，優子さんの足病変をアセスメントする必要があります。具体的には，足の皮膚の状態，形，

感覚，血流について丁寧な観察を行います。神経障害の部位の確認として，自覚症状の有無や，両側アキレス腱反射の低下・減弱の有無，振動覚の低下の有無を観察します。血流障害の観察として，足の皮膚色，足背動脈や後脛骨動脈の触知，冷感の有無などを観察します。

　その後，フットケアの方法を確認し，指導の計画を立案していきます。その指導計画の中で，足を怪我しないようにするため，引っ掻き傷を防ぐためにも，素肌を猫が引っ掻かないように靴下や服装の工夫を勧めます。同時に日頃から両足の観察をするよう指導します。さらに，床の上にものがたくさんある状態ではつまずいて足にけがをする危険があることも伝えます。この時，「汚れている」「散乱している」などの否定的な言葉は避けましょう。

Point2 ➡ 不衛生な住環境への対応を検討します

　住環境では，部屋に猫のエサの食べ残しや排泄物，毛玉などが散在している状態では汚臭や不衛生な環境の原因となります。優子さんだけではなく，訪問看護師や介護職など訪問するスタッフへの健康面やケアそのものに影響を与えることもあります。訪問看護師は訪問後に靴下を履き替える，必要時着替えをする，手洗いを徹底することが求められます。また他の訪問先に汚染を運ばない工夫も必要です。

　また，訪問先であまりにも汚い部屋だと，少し片付けや掃除をしたくなることがあるかもしれません。訪問看護師には「やっていいこと，してはいけないこと（しなくてよいこと）」があります。療養環境として片付けをしたほうがよいと思っても，療養者に確認をしてから整備をしましょう。本人が納得してから片付けをします。

　優子さんとある程度の信頼関係が構築できた時に，少しずつ「今のお住まいの状況は，優子さんや猫たちにとって危険があるかと思います」という，提案のような形で勧めることがよいでしょう。

Point3 ➡ 優子さんに配慮しつつ，猫の存在がケアに影響しないように対処します

　訪問看護師にとって，ペットの存在は，ケアの妨げや，かまれる，器具などの汚染などケアそのものに影響を及ぼす場合があります。実際に，訪問看護師に動物アレルギーがある，点滴の処置中に，ペットが飛びつき，やり直しになった，訪問かばんの中身をペットに汚されたなどの事例があります。契約時に，訪問中にはペットをケージに入れていただくことや，リードにつなぐ，ほかの部屋にとどめていただくなどをお願いするとよいでしょう。

　療養者のペットへの思いを尊重しながら進めていきます。また，優子さんにとって猫は大切な存在ですから，その猫を否定するような発言はコミュニケーションの全体を通して避ける必要があります。もし，訪問看護師にとって飼っているペットが苦手な動物であった場合は，「苦手なのです」「嫌いです」というのではなく，「アレルギーがあって」という理由などで療養者に不快な思いをさせないようにします。

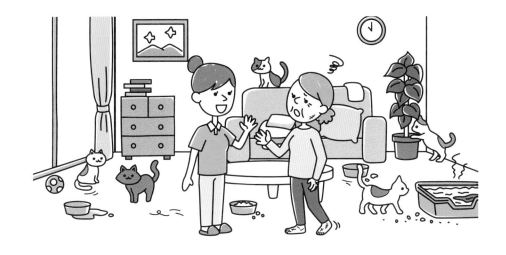

対応 の実践例

🧑 **看護師**「かわいい猫ちゃんですね。猫ちゃんの健康状態はいいですか」

👩 **優子さん**「みんな元気ですよ。元気すぎちゃって部屋もちらかしてくれるから，大変なのよ」

🧑 **看護師**「そうですか，優子さんがすべてお世話されているのですか」

👩 **優子さん**「ええ，私がこの子たちの母ですから，１人でなんとかやってますよ」

🧑 **看護師**「そうですか，お１人でお世話だと大変ですね。トイレも片付けが大変ですよね。猫ちゃんによっては，うまくできない子もいますか。お食事の準備や片付けもありますよね。ご自宅内に，少し，猫ちゃんの毛などが落ちているようですので，お部屋の掃除などをケアマネジャーさんに相談されてもいいですよね。優子さんは，今，足の感覚があまりないということですが，もし，つまずいたり，猫ちゃんに引っ掻かれたりした傷がひどくなると，足の傷が治りにくい状態なので，今後の猫ちゃんのお世話にも影響が出てきます。猫ちゃんたちにとって優子さんは大切なお母さまですから，お母さまの体調が万全でないとお世話する人がいなくなりますからね」

👩 **優子さん**「そうですね，私が元気でいないといけないですね」

🧑 **看護師**「はい，私が訪問中は，お母さまである優子さんの健康管理をしっかりしたいと思います。そのためにも，私が訪問している時間だけは，猫ちゃんたちをケージに入れていただくことはできますか。優子さんや私が気になって猫ちゃんたちもストレスになるといけませんから，いかがでしょうか」

👩 **優子さん**「わかりました」

> **MEMO**
>
> ### 人獣共通感染症（ズーノーシス）
>
> 　動物と人間の間で感染する病気のことを「人獣共通感染症（ズーノーシス）」といいます。世界保健機関（WHO）は，「脊椎動物と人間の間で通常の状態で伝播しうる疾病（感染症）」と定義しています。動物から人へ感染するだけではなく，人から動物の場合もあります。
>
> 　ズーノーシスは約150種類が確認されています。狂犬病，高病原性鳥インフルエンザ，日本脳炎といった病原体がウィルス性のものや，バルトネラ症（猫引っ掻き病），結核，ペスト，サルモネラのように病原体が細菌のもの，ツツガムシ病，Q熱といった病原体がリッケチアのもの，病原体がクラミジア，真菌，原虫，寄生虫などの種類があります。いずれにしても，動物との生活において，糞尿の適切な処理や，衛生的な住環境や関わり方などで，人にも動物にも感染させないようにすることが大切です。

療養者を中心にした環境調整

猛暑日でも頑としてエアコンを使わない COPD の療養者。
日中独居で，家族も熱中症を心配するけれど……

　　夏目剛さん(仮名，82 歳男性)は，COPD(慢性閉塞性肺疾患)で在宅酸素療法をしています。若い頃は大工をしていました。ヘビースモーカーで，「煙草をやめるくらいなら，肺がんになったほうがまし」と言っていましたが，徐々に呼吸状態が悪くなり，禁煙することになりました。

　　剛さんは昔から，家族の言うことをあまり聞き入れません。昼間は，息子さんもお嫁さんも仕事に出かけていて，高校生のお孫さんが帰宅するまでは剛さんが 1 人になります。

　　訪問するといつも剛さんの部屋は冷房がついておらず，窓が開け放されているだけです。部屋にはエアコンが設置してあるのですが，オフになっています。家族に確認をすると，「私たちがエアコンをつけようかと声をかけても，エアコンなんて電気代がかかるからもったいないと言ってつけないのですよ。頑固者で困りました。熱中症にならないかと心配です」と困り顔です。

>●確認しよう

生 活 の視点

① 剛さんの生活環境と衣類

剛さんの居室の温度や湿度を確認します。室温などに対して，適切な衣服や寝具を使用しているか確認します。真夏でも厚着をしていたり厚手の布団を使っていたりするなど，不適切に見える衣類をつけている場合は，その理由を確認します。

看 護 の視点

② 剛さんが暑さ(寒さ)についてどのように感じているのかを確認します

老化により，温度受容の変化がみられることがあります。認知機能の低下がみられる人では，不適切な衣服を着用する場合もあります。また脱水などの症状がないか確認します。

③ 剛さんがなぜエアコンをつけないのかを，積極的傾聴と共感をしながら確認します

エアコン利用の必要性を感じていない(暑さを感じていない)のでしょうか。それとも，エアコンの温度設定などによる不快な症状があるのでしょうか。または，エアコンの使用について家族に遠慮しているのでしょうか。剛さんの行動には，剛さんなりの理由があるはずです。その理由を否定することなく確認します。

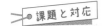
課題と対応

課題 の解説

　訪問看護師は暑さや寒さとうまくつきあうことが必要です。訪問先によっては，エアコンなどの冷暖房の器具が十分とはいえない環境もあります。また，エアコンがあったとしても，今回の事例のように，何かしらの理由で使用されていない場合もあります。

　看護を実践するためには，看護師自身の暑さ対策を準備して訪問する必要があります。冷感タオルやクールパットなどを頸部に巻く，ハンカチやタオルを多めに持参する，首かけ式の扇風機を持参する，汗を多くかいた時の着替えを持参するなど，自分自身の暑さへの対策をします。そのうえで，適切な室内環境になるように療養者や家族に伝えます。

　冬の寒さについても，まずは訪問看護師自身ができる寒さ対策(衣服での調整，手袋・ネックウォーマーなどの小物類での調整，カイロなどの持参)をします。その後，適切な温度になるように暖房器具の使用などを提案します。剛さんの場合は，在宅酸素療法をしていますので，可能な限り，電気を使用した暖房器具がお勧めですが，ストーブなどの火気使用時には注意が必要です MEMO 。ストーブなどの火気からは2m離れるように指導しましょう。

対応 のポイント

Point1 ➡ 老化により，温度受容や体温調整機能が低下しています

　特に高齢者は，身体機能の変化により，65歳を超えた頃より体温調節機能の低下が顕著です。老化により温度受容の機能低下がみられ，温度の感度が鈍くなります。暑熱環境においては，発汗量が少なく，体内温度の上昇が大きくなります。さらに老化に伴う発汗の抑制や，汗腺の機能低下が認められます。寒冷環境においては，震えの生理的防御反応の出現が遅くなるため，体内温度が大きく低下します。そのため，猛暑日であっても，そのように感じていないこともあります。だからこそ，寒冷環境や暑熱環境においては，第三者が高齢者の体内温度の上昇または低下を敏感に感じとることが求められます。

Point2 ➡ 療養者の言葉の背景を考えます

　現在，日本の多くの場所で真夏日(30℃以上)や猛暑日(35℃以上)の日が連続しています。しかし，高齢者が現役世代として働いていた時代は，夏でも30℃を超える日は数日しかありませんでした。

　剛さんの場合も，大工として働いていた時には，現在のように体温と同等の気温になるこ

MEMO

在宅酸素療法と火気の取り扱い
　酸素療法中の火気の取り扱いは厳禁です。酸素は燃えにくいものを燃えやすくするためです。そのため，酸素療法中に，喫煙，ガスコンロの点火，ストーブの点火，ろうそくの点火をしてはいけません。どうしても必要な時は，酸素を止め，カニューラを外してから行います。また火気から2mは離れます。療養者だけではなく，家族にも注意が必要です。

とはごく稀でした。また大工という職業柄，屋外の冷暖房器具のない環境で仕事を長年してきたこともあり，昼間から冷房やエアコンをつける必要性をあまり感じていないことも考えられます。

　療養者によっては，自分1人しかいない環境において，エアコンをつける行為は「贅沢」だと考える方もいます。電気代がかかるため，家族に遠慮して使用を控えることもあります。このほかにも，エアコンの温度設定が低すぎて，不快を感じている場合などもあります。

　「エアコンをつけたくない」という言葉には，その人の生きてきた時代や職業，家族への思いや価値観など，さまざまな背景が考えられますので，まずは本人に確認をしましょう。そのうえで，暑さは熱中症の原因となること，身体機能が暑さ・寒さを感じにくくなっていることなどをわかりやすく伝えます。

Point3 ➡ **家族に，熱中症や脱水の症状と対応を伝えておきます**

　このように対応をしても，療養者が再度エアコンの使用を止めてしまう場合もあります。根気強く必要性を説明すると同時に，家族に熱中症や脱水の症状と対応などを伝えておくとよいでしょう MEMO 。

　具体的には，以下の点に注意していただくように伝えます。

- いつもと同じ程度の元気であるか，食欲の有無，発熱の有無，口腔の乾燥の有無と程度
- 体重の変化，血圧・脈拍などの変化
- 療養者が1人で過ごす時間の過ごし方，部屋の温度や湿度，窓の開閉の頻度，日当たりなどの室内環境

　またエアコンの使用だけではなく，扇風機の併用や，直射日光が部屋に入らないように，窓に簾（すだれ）をかけるなどの環境調整の工夫も，療養者・家族と相談して行います。温度計などを設置し，「暑い」と感じなくても，数値で暑さを見える化することもよいかもしれませんね。

MEMO

高齢者の熱中症

　2020年夏，熱中症で救急搬送されたのは6万4,869人で，そのうち高齢者は最も多く3万7,528人（57.6%）でした。これは新型コロナウィルス感染症が拡大した2020年だけのことではなく，高齢者の熱中症による救急搬送は例年多い現状が報告されています（総務省消防庁）。環境省熱中症予防情報サイトには「高齢者と子どもの注意事項」が示されています。それによると，高齢者の場合，行動体温調節の鈍化，熱放散能力の低下，体液量の低下などが原因です。そのため，口渇を感じていなくても水分補給をすることや，部屋の温度をこまめに測定し，室内温度の確認と「見える化」することや，1日1回発汗するように運動をすることが大切です。

　このように，療養者・家族に情報サイトなどを示しながら情報提供することも有効かもしれませんね。

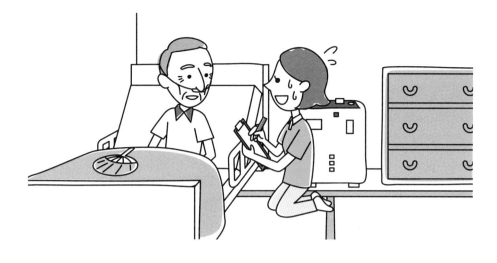

対応 の実践例

(看護師)「剛さんこんにちは。今日も外はとても暑いですね〜」

(剛さん)「そうかい」

(看護師)「剛さん，このお部屋も暑いですよ，暑くないですか」

(剛さん)「暑くないよ」

(看護師)「最近は室内にいても熱中症になる人もいるのですよ。剛さんに限らず，65歳を超えると，若い人たちとは違い，温度の感覚が鈍くなるのです。だから，高齢者でお部屋の中が暑くなっていても，あまり暑さを感じなくて，熱中症になってしまう人が多いのです。エアコンを使わない理由はあるのですか？」

(剛さん)「う〜ん，なんとなく，直接エアコンの風があたるのが嫌だな」

(看護師)「そうだったのですか。風の向きを変えたり，剛さんのベッドの位置を変えるといいかもしれませんね。試しにやってみてもよろしいでしょうか」

(剛さん)「うん。そうだな」

(看護師)「剛さんの若い頃は，こんなに猛暑日が続く日がなかったですよね。今は猛暑日が何日も続いているので，やはり，エアコンを少しだけつけておきましょうか。熱中症で運ばれたら，ご家族も心配ですからね」

(剛さん)「わかったよ」

夜間の緊急電話の対応

慢性心不全のある療養者が夜間に転倒。
主介護者は不在で，慌てた孫から緊急電話がかかってきた！

　佐藤伝助さん(仮名，77歳男性)は，慢性心不全で在宅療養中です。妻と息子夫婦と孫2人の6人暮らしです。

　ある晩，22時すぎに孫(20歳)から電話がありました。「今日と明日は父と母が親戚の法事に出かけていません。おじいちゃんが，トイレの前で倒れています。どうしたらいいですか？　救急車を呼んだほうがいいですか？」と慌てた様子です。

＞●確認しよう

生活 の視点

① 伝助さんと家族の状況

電話をかけてきた人は誰か，居宅内には療養者のほかに誰がいるのか確認します。

② 伝助さんの室内環境

伝助さんが倒れていた場所の近くで，危険なものがないかどうか確認します。

看護 の視点

③ 伝助さんの身体の状況

転倒した状況や，意識や呼吸の有無を確認します。

④ 訪問や救急搬送，主治医への連絡の必要性の判断

電話のみで終了してよいのか，療養者宅へ訪問する必要があるのか，伝助さんの状態などから判断します。また，すぐに救急搬送したり，主治医に電話して相談するべきか判断します。

⑤ 転倒の原因の確認と再発防止

緊急対応が終わった後，転倒の原因を確認して再発防止を考えます。室内環境や生活の動線のほか，慢性心不全の発作，その他の疾患，薬剤，食事などの影響も考えられます。主治医や理学療法士などとも相談して，総合的に考えることが必要です。

＞●課題と対応

課題 の解説

　地域包括ケアシステムを推進し，医療依存度が高い療養者であっても安心して地域・在宅

での療養生活が可能となるために，柔軟な対応は必須です。訪問看護においても24時間365日療養者と家族を支えるために「24時間対応体制」を積極的に整えている事業所も多いです。

　24時間体制や医療依存度の高い利用者の受け入れや，終末期に関わるターミナルケアに積極的に取り組む事業所は，常勤看護師の人数などの要件を満たせば，「機能強化型訪問看護管理療養費」を診療報酬として得ることができます。「24時間対応体制」は，地方厚生（支）局長に24時間対応体制の届出を提出している事業所でないとできません。また療養者が事前にその事業所から体制についての説明を受け，同意していることや，連絡先を記載した文書が交付されていることなどの条件があります。

　伝助さんも，24時間対応体制の訪問看護ステーションと契約をしています。そのため，緊急時に訪問看護師へ電話をかけて相談することができます。

対応 のポイント

Point1 ➡ 緊急電話をかけてきた人の不安な気持ちを受け止め，落ち着いてもらいます

　今回は伝助さん本人からではなく，家族である孫からの電話でした。家族は緊急電話をかける時に，電話をかけていいのかと悩みながら電話をされることが多いです。特に夜間は，電話をかけることを躊躇する方もいます。そんな療養者や家族の気持ちを察し，快く対応しましょう。特に電話では表情が見えませんので，声の調子・トーンなどに気をつけます MEMO 。

　緊急時の電話の場合，落ち着くように声をかけます。相手が取り乱していた場合や，興奮しているようでしたら，低めの声でゆっくりと「落ち着いてください。深呼吸してください」と促すとよいでしょう。また夜間以外にも，緊急の電話はあります。たとえば，ほかの療養者を訪問中に電話対応をしなくてはいけない場合もあります。その場合は，場所を少し変える，声の大きさを配慮するなどが必要となります。

　電話を受ける時は，緊急時に限らず，まずは名前を名乗ります。そして，先方の名前，療養者との関係，電話をかけている場所を確認します。聞きとりをした内容は必ずメモをとります。5W1H（誰が，いつ，どこで，なにを，なぜ，どのように）を聞きとり，電話を切る前に，メモをした内容が正しいかどうかを確認します。電話を切る前には，丁寧に挨拶をし，相手が電話を切るのを確認した後に，電話を切ります。電話は相手に表情は見えませんが，声の調子・トーンは伝わります。相手に見えているつもりで，表情なども気をつけて対応しましょう。

MEMO

電話対応と言葉使い

　看護の場面に限らず電話での対応は，顔が見えないため，対面以上に丁寧にゆっくりと話します。特に正しい敬語や，相手やその状況に応じた言葉使いが求められます。

　電話で避けたい言葉をいくつか紹介します。「ひょっとしたら」「もしかしたら」「多分」などの曖昧な表現は，場合によっては療養者・家族の不安を増強させることになりますので，具体的に数値で示すようにしましょう。「食事のほうはいかがですか」「～ということでよろしかったでしょうか」のような本来不要な言葉や不適切な過去形表現は相手を不快にさせます。「食事はいかがですか」「～ということでよろしいでしょうか」という適切な表現を心がけましょう。

Point2 ➡ **療養者の状態について確認し，対応を指示します**

　高齢者の転倒時にはむやみに動かしてはいけません。まずは状況の確認をします。いつ，どこで，どのような状況で転倒したのか，意識はあるのか，痛みはあるのかを確認します。呼吸をしていないようなら，心臓マッサージを開始するように伝えます。意識がある場合，嘔気・嘔吐の有無を確認します。嘔気・嘔吐がある場合は，顔を横に向けるように伝えます。動けない場合は，無理に動かすことはしません。頭部の打撲や骨折などを確認し判断します。また，可能なら，その療養者の記録を確認しながら対応します。

Point3 ➡ **訪問や救急搬送を判断します**

　療養者の状態から，直ちに救急搬送が必要だと判断した場合は，119番通報を促します。療養者を動かすことができると判断した場合であっても，家族が2名以上で動かすか，救急車や訪問看護師が来るまで待つように伝えましょう。

　電話でのやりとりで状況が判断できない場合や，訪問が必要だと判断した場合，療養者・家族に「もう少し状況を確認したいのですが，訪問してもよいでしょうか」と確認します。訪問することで料金が発生しますので，あくまでも療養者・家族の同意を得てから訪問します。訪問時には，どのくらいの時間で到着するのか，到着までに家族にしてほしいこと，また状況が変化したら遠慮なく電話をしてもいいことを伝えます。電話だけで解決した場合も，電話を切る前に，労いの言葉とあわせていつでも電話をしてもいいと伝えます。

Point4 ➡ **通常の訪問時に，緊急事態を予測し意識してケアを行います**

　24時間対応をしているとはいえ，頻繁に緊急電話が発生する状況は療養者や家族にとってたいへん不安ですし，電話を受ける看護師も疲弊してしまいます。夜間に限らず，次の訪問までの期間を療養者や家族が平穏に過ごせるように意識して，日頃の訪問看護を行います。

　たとえば，転倒せずに生活できるような室内環境の整備や，急変の可能性を予測して訪問回数を増やすことや薬剤の変更，訪問診療について主治医に相談する，日中の訪問で予防的ケアをしておく，症状の変化の兆候や対応を療養者や家族に指導しておくなどのケアが考えられます。主たる介護者が留守になる際の対応や，レスパイトケア MEMO の存在も家族に伝えることもよい解決策になるでしょう。

対 応 の実践例

🧑 **家族**　「大変です。おじいちゃんが倒れています！」

👩‍⚕️ **看護師**「伝助さんが倒れているのですね。一度深呼吸して，落ち着いてお話をしてください。……大丈夫ですか？」

🧑 **家族**　「……はい……」

👩‍⚕️ **看護師**「伝助さんの意識はありますか。伝助さんが倒れている場所は」

🧑 **家族**　「意識はあります。トイレの外なのですが，部屋に戻ろうとしたような気がします」

👩‍⚕️ **看護師**「そうですか，伝助さんはトイレの外で倒れているのですね。意識はあるのですね」

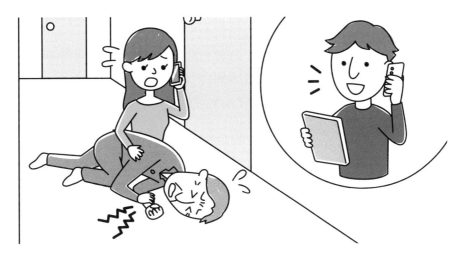

🗣 **家族** 「はい，痛いと呻（うめ）いています」

🩺 **看護師** 「今ご自宅にはどなたがいらっしゃいますか」

🗣 **家族** 「父と母は法事のために親戚の家に泊まっています。私とおじいちゃんだけです」

🩺 **看護師** 「それは心配ですね。大丈夫ですよ，少し質問させてくださいね。周りに危険なものはありますか。なければ，伝助さんを動かすことなく，そのままでいてください」

🗣 **家族** 「ガラスなど割れたものなどはありません」

🩺 **看護師** 「頭を打ったようなことはありますか？」

🗣 **家族** 「おじいちゃんが頭は打っていないと言っています」

🩺 **看護師** 「今伝助さんは問いかけに答えられるのですね。吐き気はないですか」

🗣 **家族** 「吐き気はないと言っています」

🩺 **看護師** 「痛いところはどこですか？」

🗣 **家族** 「手首のあたりが痛いと言っています。ほかは痛くはないと言っています」

🩺 **看護師** 「手首だけですか，ほかに痛いところはないのですね」

🗣 **家族** 「はい。手を貸してくれれば立てるとおじいちゃんが言っています」

🩺 **看護師** 「わかりました。できますか。それとも今から状態をみるために伺いましょうか」

🗣 **家族** 「おじいちゃんは大丈夫と言っていますが，心配なので来ていただけますか？」

🩺 **看護師** 「わかりました。30分くらいで着きますが，それまで伝助さんのそばにいることができますか。伝助さんにも動かないように伝えてくださいますか」

🗣 **家族** 「はい，できます」

🩺 **看護師** 「ではすぐに向かいます。よくお電話してくださいましたね。何かあったら電話くださいね」

> **MEMO**
>
> ### レスパイトケア
>
> レスパイト（Respite）とは，小休止，息抜き，休息のことで，在宅介護の介護者が一時的に介護負担から解放されることや，介護者の行事参加（法事，地区の集まりなど）の際に介護を休めるように支援を行うことです。介護者のきょうだいや親戚などが介護する日にちを設定したり，デイサービス（通所介護），ショートステイ（短期入所生活介護，短期入所療養介護）なども活用できます。

Case 7

在宅看取りを望む療養者と家族の不安

在宅看取りを希望して，緩和ケアを受ける療養者。
家族は「つらそうで見ていられない」と入院希望に……

　伊賀末子さん(仮名, 63歳女性)は，67歳の夫と二人暮らしです。娘は嫁いで車で30分ほどの場所に住んでいます。胃がんの末期で，現在在宅で緩和ケアを受けています。

　最近になって，骨転移による腰痛と，肺への転移による呼吸苦が増強し，疼痛コントロールと在宅酸素療法がなされています。

　退院した時から末子さんは，「最期は自宅で迎えたい」と希望していました。当初は夫や娘も本人の希望を叶えるため在宅で最期まで見届ける覚悟をしましたが，日に日に呼吸状態が悪くなる末子さんを見て，「このまま自宅で生活させるのは難しいのではないか」「つらそうで見ていられない，入院したほうが緩和ケアはできるのではないか」と感じるようになりました。そして，急変した場合，家族では対応しきれないから，できれば入院してほしいと切望されました。

✂●確認しよう

生活 の視点

① 末子さんの療養生活の状況

普段どのように過ごしているのか，食事やトイレ，入浴などの生活上，不自由を感じていることがないか確認します。また，退院前の希望や在宅でやりたいと思っていたことは実現しているでしょうか。限られた時間をどう過ごしたいと思っているかを確認します。

② 家族の生活の状況

介護や家事は誰がどのように担っているでしょうか。療養者の介護だけではなく，仕事や友人関係など社会生活を送ることができているでしょうか。睡眠や食事などは十分にとれているか，体調不良はないか確認します。また，退院前に在宅でやりたいと思っていたことを叶えられているか，今後やりたいことはないか確認します。

看護 の視点

③ 末子さんの希望

退院時と今の状況では，末子さんの身体的な苦痛が異なります。日に日に状態が悪化している中で，末子さんは今も自宅で生活したいと希望されているか，療養場所や緩和ケアについての希望を確認します。

④ 末子さんの身体的状況

骨転移と肺転移の状況の確認と，腰痛・呼吸困難について，疼痛コントロールがどの程度なされているのかアセスメントします。

⑤ 家族の介護力と家族の希望

普段の生活で主たる介護者であり，キーパーソンである夫の身体的・精神的状況や，介護力を評価をします。また，療養場所や緩和ケアについて，夫や娘の希望を再確認します。

⑥ 家族が最期まで末子さんを看取ることに必要な支援・サポート体制

末子さんの身体的状況が悪化した場合，安全性や安楽を保つことができる環境であるか，また，今後環境を整えることができるか(住環境，人的環境)を確認します。また，家族が最期まで末子さんを看取ることに必要な支援・サポート体制を整えることが可能であるか確認します。

課題と対応

課題 の解説

　在宅でのエンド・オブ・ライフケア MEMO において，看取りまでの過程は①訪問看護導入期，②安定期，③移行期，④終末期の4期に分けることができます。時期により訪問看護の関わりが異なるので，療養者がどの時期にあるのかをアセスメントする必要があります。

　在宅においてエンド・オブ・ライフケアを可能とするための条件には，本人が自宅で生活したいと希望している，看取りに必要な介護力がある，苦痛のコントロールがなされている，24時間対応可能な医療関係者のサポート体制などがあります。したがって，それらの条件の1つひとつを丁寧に確認することで対応します。

　一番優先されることは，療養者自身が残された時間をどのように生きたいのか，どんな最期をどこで迎えたいのかという希望です。療養者と家族の意向が異なる場合，療養者本人の希望が優先されるように，家族の理解を得ること，家族の気持ちや介護力をサポートすることが求められます。情報の提供や，療養者と家族の生活をサポートするための支援の提案などを丁寧に行うことが必要です。それらの過程で療養者と家族と良好な関係，信頼関係を築いていきます。

　在宅でのエンド・オブ・ライフケアは，疼痛のコントロール，予後の予測，刻々と変化する状況に応じたケアや制度の活用などのために，医療だけでなくさまざまな職種の関わりが必要な場合があります。多職種が1つのチームとして支援する体制を生活の場において整えることが重要です。

Case
7
在宅看取りを望む療養者と家族の不安

また，エンド・オブ・ライフにおいて身体症状は日々変化していきます。身体症状の変化は療養者と家族の意向を変化させる可能性もあります。したがって，状態変化に応じて適宜意向を確認することも必要です。安心して生活の場で最期を迎えるために，医師との連携は必須です。さらに意向が変化した時に入院できる病院の確保なども検討します。

対応 のポイント

Point1 ➡ 末子さん・家族の気持ちや希望を確認します

末子さんは，退院時に希望したような在宅生活を送ることができているでしょうか。退院時とは身体や苦痛の状態が異なる中で，今後も自宅で生活したいと希望されているかを確認します。また，退院からこれまで在宅で過ごしてきてどう思われたかを確認して，内容によっては家族とも共有します。

また，夫や娘の希望も再確認します。「つらい」という言葉があったとしたら，何がつらいのでしょうか。末子さんの苦痛を見ていることでしょうか。自分が何もしてあげられないことや，介護の負担や寝不足，今後の見込みが立たないこと，そもそも家族の死を受け入れられないなど，「つらい」という言葉にもさまざまな気持ちが含まれているはずです。そのつらさに対してできる看護を考えてみましょう。

Point2 ➡ 気持ちに変化や不安があったら，否定せずに受け止めます

終末期に限らず，療養者や家族には，病状の変化や想像を超える状況に際して，気持ちの変化や揺れ，迷い，矛盾する感情が起こります。そのような気持ちを受け止め，一度決定した方針をいつ変えてもよいこと，対応する準備があることを繰り返し伝えましょう。

不安の中にいる療養者や家族には，今後の見通しや何が起こるかを伝えることで，心の準備や，限られた時間をどう過ごすかに意識が向かうこともあります。気持ちを受け止めながら話をする機会を適宜もつことが大切です。

Point3 ➡ 在宅でできるサポートを情報提供し，最期まで支えることを伝えます

在宅看取りを行う訪問看護事業所では，24時間対応体制（p.69）をとっているところが多くあります。また，末期がんの療養者は，医療保険により週4日以上の訪問看護が可能になるほか，40歳以上であれば介護保険サービスを利用できるため，家族の介護力をサポートすることも可能です。刻々と状況が変化するがん終末期であっても，最期まで在宅で過ごすことは可能です。実習指導者などと相談し，サポート体制について療養者と家族に情報提供しましょう。

対応 の実践例

👤看護学生「末子さん，少しお話をさせていただいてもよろしいですか。腰痛はいかがですか。少し呼吸がしにくいようですが，痛みや苦痛の程度はいかがですか」

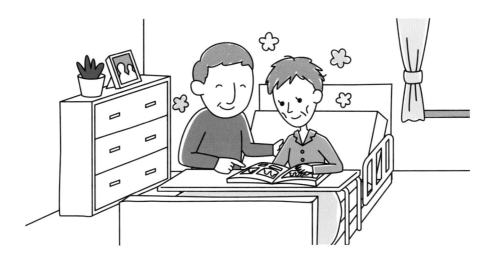

末子さん　「そうですね……腰痛は時々身体の向きを変えたり，お薬を飲んだりして，何とかやり過ごしていますよ」

看護学生　「ご自身で工夫して痛みを逃していらっしゃるのですね。末子さんは退院された時に，ご自宅での生活を全うしたいと希望されていましたが，その時よりお身体の状況がつらくなってきた今も，お考えにお変わりありませんか」

末子さん　「ええ，今も入院はしたくないと思っています」

夫　「痛みは，今は薬でよくなっているようだけれど，だんだんひどくなってきたら，僕は何もしてあげることができないよ。心配だな。病院に入院したら，自宅にいるより，痛みをコントロールできるのではないかと考えているよ」

看護学生　「ご家族が心配されているのは，もっと痛みがひどくなってきたら，自宅ではこれ以上和らげることができないのではないかということですね。入院したら，もっと痛みがコントロールできると思われるのですね」

夫　「娘も仕事をしているから，僕が最期まで世話をする覚悟はできているけれど，やはり末子がつらそうな姿を見ていると……僕も，本当につらい」

看護学生　「話してくださって，どうもありがとうございます。末子さんのつらさを見るのが，ご家族にとっても何よりつらいことなのですね。私は学生なので，自分で動くことはできないのですが，指導者の看護師と話をして，今のつらさや，今後のことを話し合うために，一度ケア会議を行うことを相談してみますね。痛みのコントロールについても，自宅で何ができるか検討できますし，今後の見通しについても，そこでお話ができると思います。もし，末子さんのお気持ちが変わった場合，医師に相談をして，すぐに入院できるように体制を整えることも可能です。もちろん今後もご自宅で過ごされる場合でも，何かあったら，24時間，いつでも看護師に連絡していただいて大丈夫ですよ」

MEMO

エンド・オブ・ライフケア

　エンド・オブ・ライフケアとは，「健康状態，疾患名，年齢にかかわらず差し迫った死あるいは，いつかは来る死について考える人が最期まで最善の生を生きることができるよう支援すること」(Izumi et al. 2012)と定義されています。1950年代から提唱された「終末期ケアterminal care」は「積極的な治療効果が望めない状態となり，予後不良で数か月のうちに亡くなることが予測される人へのケア」を意味する言葉で，予後不良の人やその家族に対して全人的にケアをすることを示していましたが，2012年頃より，「その人が最期まで最善の生を生ききる」ことを支えるエンド・オブ・ライフケアへと世界的に移行しています。

Case 8

独居の療養者の
エンド・オブ・ライフケア

がん末期で，在宅看取りを希望する独居の療養者。
家族は海外で，どこまで自宅で過ごせる？

　療養者の八千草幸子さん(仮名，83歳女性)は，乳がんの末期です。5年前に夫が亡くなってからは一人暮らしをしています。息子が1人いますが，現在は海外赴任中です。

　幸子さんの乳がんは，発見された時にはすでに進行していて，治療の効果が期待できないこともあり，在宅療養をしています。最近は骨転移のため，腰痛がひどくなってきました。疼痛コントロールのために先週から訪問看護を導入しています。肺転移もあるためか，呼吸状態も徐々に悪化してきており，主治医からは，状態が急変する可能性もあると言われています。

　幸子さんは，「できればこのまま最期まで自宅で過ごしたい」「息子は海外で生活しているから，簡単には日本には帰ってくることができない，息子には迷惑をかけたくない」と言っています。このまま幸子さんの呼吸状態や疼痛がひどくなってくると，1人で自宅にいることは困難のように思えます。

> ●確認しよう

生 活 の視点

① 幸子さんの生活の質(QOL)

幸子さんの疼痛がコントロールされている時に，どのような生活を送っているのかを確認します。生活の中での楽しみ，何を大切にしているのか，また生活に対する希望など，がんの末期である幸子さんのおかれている状況でのQOLを観察し，本人に確認します。幸子さんの日常生活(衣・食・住)の1つひとつ，たとえば，衣類の洗濯，食事の準備・片付け，買い物，掃除なども確認します。

② 幸子さんのこれまでの生活と人生

1日1日の生活はその人の価値観に基づいてなされており，その積み重ねが人生をつくっています。したがって，幸子さんが乳がんに罹患するまでどのように生活してきたのかを知り，個性や価値観，生き方を確認することは，幸子さんらしい生活を最期まで支えるエンド・オブ・ライフケアを実践していくためにも必要です。

③ 息子の希望

幸子さんにとって息子は大切な家族であるのと同様に，息子にとっても幸子さんはかけがえ

のない家族です。息子の生活の拠点は海外ではありますが，母親である幸子さんとの残された時間をどのように過ごすかは，息子自身の今後の生活に大きく影響します。したがって，幸子さんの了解を得たうえで息子に何かしらの手段で連絡をとり，息子の希望も確認します。

看護 の視点

④ 幸子さんの身体的状態

エンド・オブ・ライフケアを適切に提供するために，幸子さんの身体的状態を，終末期の軌道 (MEMO) と照らし合わせることが必要です。

幸子さんの場合，「がん」のモデルにあてはまります。身体的状態がどの段階かを確認し，最後の2か月をどうするのかを検討するための情報とします。

⑤ 幸子さんの生活環境

急激に機能が低下する最期の段階に向けて，生活環境を確認します。緊急時の連絡方法や，住環境により，どのようなことができなくなるのか（支援が必要となるのか），どのようなことは比較的セルフケアを保つことができるのかを確認します。

⑥ 幸子さんの希望と息子の希望

ある程度予測される経過を説明し，今がどの時期にいるのか，最期の時期はどのくらいなのかを説明し，幸子さんと息子の希望を確認します。その結果によっては，2〜3か月間の息子の介護が可能であるのかも確認します。

⑦ 活用できるサービスや社会資源

幸子さんの現在の介護保険，医療保険，医療機関の利用状況などを確認します。最期の段階で看取りまでの期間に，どのような支援が必要になるのかを明確にしたうえで，それらの支援を幸子さんが受けることが可能かを確認します。

> **MEMO**
>
> **終末期の軌道**
>
> Lynn(2001)らは終末期の疾患軌道を「がんなどのモデル」「心肺疾患などの臓器不全モデル」「認知症・老衰などのモデル」の3つのモデルに分類しました。予後を予測し必要な看護を提供するためには，これらを理解してエンド・オブ・ライフケアに臨むことが重要です。
>
> たとえば，「がん」の場合，初期には全般的機能は保たれていますが，最期の1〜2か月で急速に機能が低下します。つまり，在宅において症状緩和ができ，期間として2〜3か月の介護が可能であれば，在宅（自宅）での看取りが可能となります。「心肺疾患などの臓器不全」の場合は，急性増悪と寛解を繰り返しながら，徐々に悪化します。そして最後は比較的急な経過を辿ります。そのため，ADLは比較的保たれる傾向にありますが，ケアが長期間に及びます。また急性増悪と，最期の時期との区別は難しいため，在宅での看取りは困難になります。「認知症・老衰」などの場合は，緩やかに機能が低下していきます。認知症の場合は，緩やかな経過の中で，中核症状の進行，身体症状が出現します。このように，「がん」と「非がん」の経過は大きく異なります。

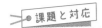

課題と対応

課題 の解説

　幸子さんは人生の最終段階(エンド・オブ・ライフ)にあります。住みなれた自宅で人生の最期の時間を過ごす幸子さんに寄り添うことは，看護師の重要な役割です。

　エンド・オブ・ライフにある療養者やその家族と関わる時は，その他の時期の看護にも増して配慮が必要です。療養者の解釈モデル(気持ちや思い)を表出できるような関わりが求められます。

　人生の最終段階では，療養者も家族も気持ちが揺れ動くことや，不安になることが多々あります。ここでもケアの主体は療養者と家族にあり，どこでどのように最期を迎えるのかを決めるのも療養者と家族です。看護師にできることは，気持ちを真摯に受け止めること，療養者と家族の意思決定をサポートするために情報を提供すること，療養者と家族が決めた意思を実現できるように看護を提供することです。一度決めた内容について，再度思い悩み変更されることもあります。その場合であっても，療養者と家族のその時点での選択を優先し，支持します。療養者と家族の選択した内容について，できる限り穏やかな時間を過ごすことができるように，多職種連携を通して支援していきます。

対応 のポイント

Point1 ➤ 家族を交えずに，最期の時間について療養者とゆっくり話をします

　幸子さんは，できれば自宅で最期を迎えたいという希望があります。一方で，息子が自分のために仕事を休んで介護することを気にしています。また，現在はかろうじてさまざまな生活行動がとれていますが，今後，腰痛悪化や呼吸状態の悪化も徐々に進んでいき，ADL は低下します。そのような経過について説明し，幸子さんがこれからの時間をどこでどのように過ごしたいのかを確認します。活用できる社会資源や訪問看護の体制についても情報提供します。

　この時に，アドバンス・ケア・プランニング(ACP：Advance Care Planning) [MEMO] の考え方なども参考にして話し合うことが有効です。

Point2 ➤ 幸子さんとは別に息子さんとコミュニケーションをとり，希望を確認します

　海外在住の息子とコミュニケーションをとることは難しく思えるかもしれませんが，幸子さんのエンド・オブ・ライフケアには必要なことです。帰国の機会があれば面談の時間を設定するようにし，もし帰国が困難な場合は，電話やビデオ通話などを活用して，時差を確認したうえでコミュニケーションをとります。

　息子にも，幸子さんの現在の状態と終末期の軌道モデルを説明し，息子自身の希望を確認します。その際に，幸子さんの希望も伝えるとよいでしょう。

　介護する家族にとって，時間の目安は知りたい内容です。「いつ」を断定することは困難ですが，およその目安を情報提供することで，息子の意思決定を支援することができます。必要に応じてさまざまな社会資源を活用できることも情報提供します。全体を通して，幸子さ

ん同様アドバンス・ケア・プランニングの考え方を活用することも有効です。

Point3 ➡ **幸子さんと家族の意思決定を優先して支援体制を整えます**

　幸子さんと息子の意思決定がなされたら，その選択した内容が実現できるように多職種でカンファレンスを行い，連携体制を整えます。自宅での最期を選択された場合は，地域包括ケアシステムを活用し，訪問看護のみならず，訪問診療，地域包括支援センター，民生委員，近隣住民などで見守り体制を整えることで，幸子さんと家族の希望を叶えることになります。

対応 の実践例

🧑 **看護学生**「幸子さん，呼吸は苦しくないですか」

👩 **幸子さん**「今日は少し楽ですよ」

🧑 **看護学生**「幸子さん，ご自宅でずっと生活されたいとおっしゃったと伺っていますが，そのことをもう少し詳しくお聞きしたいのです。よろしいですか」

👩 **幸子さん**「はい，いいですよ」

🧑 **看護学生**「話している途中でも，腰が痛くなったり，呼吸が苦しくなったらいつでもおっしゃってくださいね」

👩 **幸子さん**「はい」

🧑 **看護学生**「幸子さん，これから時間が経っていくと，少しずつ呼吸がしにくくなると思うのです。呼吸については，酸素療法もご自宅でできます。また腰痛もこれからひどくなると思います。腰痛についてはこれからもお薬でコントロールをすることになります。ただ，やはり少しずつお身体の状態は悪くなっていき，いろいろなことができなくなります。お身体がつらくなっても，ご自宅での生活を希望されますか？」

Case
8

独居の療養者のエンド・オブ・ライフケア

MEMO

アドバンス・ケア・プランニング（ACP）

　療養者自身や家族が医療者などと，今後に療養者の意思決定能力が低下した場合に備えて，あらかじめ，その時の医療や介護について話し合うことや，療養者本人に代わって意思決定する人を決めておくプロセスのことです。

　「人生の最終段階における医療・ケアの決定プロセスに関するガイドライン」（厚生労働省，2018）では，ACP は「人生の最終段階の医療・ケアについて，本人が家族などや医療・ケアチームと事前に繰り返し話し合うプロセス」と定義されています。ACP は，延命治療や代理意思決定者について事前に本人や家族のみで自己決定することが求められる「事前指示（AD：Advance Directive）」や「リビングウィル（Living Will）」とは厳密には異なり，「本人や家族」と「医療やケアの専門職」がともに話し合い，ともに決定するプロセス全体を意味します。そのプロセスの中で，代理意思決定者を決めたり，事前指示やリビングウィルにあたる内容が話し合われたりします。

第5章 在宅エンド・オブ・ライフケア　**79**

遺族のグリーフケア

若くしてお亡くなりになった療養者。
遺された家族に訪問看護師ができることは?

　若井麻央さん(仮名, 40歳女性)は, 乳がんの末期です。まだ幼い5歳と10歳の子ども
と, 夫と義母(夫の母親)との5人暮らしです。少しでも多くの時間を家族とともに過ごし
たいという希望で在宅療養をされていましたが, 退院から1か月後にお亡くなりになりま
した。訪問看護師は, 亡くなる数時間前に訪問しています。

✂ 確認しよう

生 活 の視点

① 麻央さんの家族の現在の生活

麻央さんは人生の最終段階(エンド・オブ・ライフ)を住みなれた自宅で過ごされました。自
宅での看取りについて, 家族は悩みながら対応されました。

麻央さんが亡くなり, 遺品の整理や, 葬儀後には住民票の抹消, 介護保険の資格喪失届けと
いった公的手続きや, 銀行口座, 生命保険など短期間でしなくてはいけない手続きがたくさ
んあります。

同時に, たとえ麻央さんが亡くなったとしても, 麻央さんとのつながりは今後も絶えること
はありません。そのような中で, 家族(遺族)は, それぞれの人生の再構築をすることになり
ます。夫は, 妻であり母である麻央さんを亡くしたことで, 2人の子どもの養育をしなくて
はいけません。さらに麻央さんのエンド・オブ・ライフにより中断していた, 家族の社会活
動の再開状況も確認します。

看 護 の視点

② 麻央さんの家族の悲嘆(以下, グリーフ)の反応

グリーフの反応として, 精神的な反応, 身体的な反応, 日常生活や行動の変化があります
表5。特に2人の子どもは, 感情や身体感覚をうまく表現して訴えられないこともあります
ので, 丁寧に確認しましょう。

③ 家族の複雑な心理状態

家族は, 最後まで自宅で麻央さんの看取りを行うことができた達成感を感じつつも, 「あの選
択でよかったのだろうか」「もっとよく介護してあげられたらよかったのでは」と治療の選択

表5 グリーフの反応

精神的な反応
感情の麻痺，怒り，恐怖に似た不安，孤独，寂しさ，やるせなさ，罪悪感，自責感，無力感など

身体的な反応
睡眠障害，食欲障害，体力の低下，健康感の低下，疲労感，頭痛，肩こり，めまい，動悸，胃腸不調，便秘，下痢，血圧の上昇，白髪の急増を感じる，自律神経失調症のような症状，体重減少，免疫機能低下などの身体の違和感，疲労感や不調

日常生活や行動の変化
・ぼんやりする ・涙があふれてくる ・多くの「なぜ」「どうしよう」の答えを求められ，死別をきっかけとした反応性の「うつ」により引きこもる ・落ち着きがなくなる，またはより動き回って仕事をしようとする ・故人の所有物，ゆかりのものは一時回避したい思いにとらわれるが，時が経つにつれ，いとおしむようになるなど

や自宅での介護方法への後悔なども感じています。麻央さんを失ったことによる喪失感もありますが，同時にどこかで介護から解放された安堵や，役割喪失に伴う落胆，今後の生活への不安など対立する感情などもあり，複雑な心理状態にあります。家族の看取りの経験とさまざまな感情を共感することで，生活再構築のための促進や，社会活動の早期再開につながります。

課題と対応

課題 の解説

　麻央さんは人生の最終段階（エンド・オブ・ライフ）を住みなれた自宅で過ごされました。自宅での看取りについて，家族は悩みながら対応されました。

　グリーフとは，喪失体験に伴う複雑な精神的・身体的・社会的反応です。家族や親しい人，大切な人を亡くすといった大きな喪失に伴う人間の反応です。この悲嘆は対人関係やその後の残された人の生き方に大きな影響を与えます。

　麻央さんの看取りの後の家族は，深い悲しみにあります。このようなグリーフは，大切な人の死を経験した人にとっては正常な反応です。しかし，このグリーフのプロセスが複雑化し，トラウマや「病的な悲嘆」にまで及ぶことも報告されています（Hansson & Stroebe, 2007）。

　また，グリーフにおいては，深い悲しみがストレッサーとなり，精神的な反応，身体的反応，日常生活や行動の変化なども起こります **表5** 。特に，病院ではなく在宅でエンド・オブ・ライフにある療養者を介護した家族は，療養者の苦悩を間近に経験するため，うつ病や社会行動の変化といったグリーフの反応が起こり生活に影響を受けるという報告もなされています（Prigerson et al., 2003）。そのため在宅看護においてグリーフケアは重要となります。

　グリーフケアについては，看取り後から始まるのではなく，エンド・オブ・ライフケアの時期から看取り後まで継続して行うことが重要です。Reid ら（2006）は，終末期におけるケア

が看取り後の家族のポジティブな見方に影響していると述べています。麻央さんの生前から始め，看取り後まで継続的にグリーフケアを行うことが大切です。

　第3次がん対策推進基本計画（厚生労働省，2018）では，がん患者の家族・遺族へのグリーフケアの充実が推進され，遺族外来や家族ケア外来などが開設されている病院もあります。しかし，地域・在宅における訪問看護では家族・遺族へのグリーフケアの重要性が認識されていても，診療報酬上での評価がされないため，制度としてではなく，各訪問看護事業所の裁量に任されています。地域・在宅では具体的な支援体制が確立されていませんが，遺族会を開催するなどさまざまな方法でグリーフケアが実施されています。

　どのような方法であっても，看取り後のグリーフケアのタイミングは，葬儀直後の慌ただしい時期に伺うのではなく，その家族の状況にあわせて，家族とゆっくり向き合うことができる時期に設定しましょう。

対応 のポイント

Point1 ▶ 在宅療養開始時

　自宅での看取りは，病院と異なり専門職がそばにいない状態で起こります。まず，麻央さんの看取りの準備を進めるため，家族へ看取りに関する説明をします。ここで死の受容を促進させます。その際に，訪問看護事業所には24時間の対応体制があり，すぐにかけつけることが可能であることを伝え，安心を保障します。

　看取りの主体が家族になりますので，看護師の関わりとしては，①家族の思いに対し積極的に傾聴，共感する，②後悔のない関わりを促進する，③終わりのみえない介護に疲弊しないように配慮する，④家族の意向を尊重した介護の継続を支援する，⑤看取りに関して教育を行う，という内容になります。療養者が苦痛なく過ごすことができるように，多職種連携を図ります。

Point2 ▶ 臨終時

　死別時の支援をします。自宅で安らかに麻央さんを送り出すための準備をします。可能であれば，家族と一緒に丁寧にエンゼルケアを行い，遺体を整えます。遺族の気持ちに共感しつつ，喪失感や後悔といった複雑に入り混じる感情は誰にでも起こりうる感情であると肯定します。同時に，麻央さんがお亡くなりになった後でも，訪問看護事業所へ連絡してもよいことを伝えます。

MEMO

グリーフプロセス12段階（アルフォンス・デーケン）

　大切な人を喪失した人が，悲嘆し，最終的に大切な人の死を受容する過程には，諸説あります。本文で紹介したFinkに加えて，デーケン（1986）の12段階も知っておきましょう。
①精神的打撃と麻痺状態，②否認，③パニック，④怒りと不当感，⑤敵意とルサンチマン（うらみ），⑥罪意識，⑦空想形成・幻想，⑧孤独感と抑うつ，⑨精神的混乱とアパシー（無関心），⑩あきらめ─受容，⑪新しい希望，⑫立ち直りの段階

　落ち着いた時期をみはからって訪問をし，家族のグリーフの反応を観察し，麻央さんが亡くなった後の生活再構築の支援をします。またグリーフプロセス(悲嘆回復のプロセス MEMO)を経て，適応していくことが可能となるように支援します。

　グリーフプロセスは，Fink(1967)が提唱し，対象喪失，否認，現実検討，抑うつ，再適応の5つのプロセスを経て亡くなった方の死を受容するといわれています。この5段階は実際には混在し，何かのきっかけで，再燃するともいわれています。

対 応 の実践例

* 麻央さんが亡くなって数日後

🧑 看護師 「少し落ち着かれましたか」

👤 夫 「葬儀からいろいろばたばたしていて……人が1人亡くなるとしなくてはいけないことがたくさんあるのですね。でも遺品の整理はなかなかできなくて……」

🧑 看護師 「そうですね。大変でしたね。遺品の整理は急いでしなくてもよいと思います。少しずつされてはいかがですか」

👤 夫 「はい，そうします」

🧑 看護師 「お子さんたちは，幼稚園や学校には行かれていますか」

👤 夫 「はい，ときどき母親のことを思い出して悲しそうな顔をしていますが，帰宅すると仏壇の前で宿題したり，遊んだりしいています。麻央がこの部屋にベッドを置いてずっと寝たきりの時も，ここでこうやって宿題したり，遊んだりしていましたから……」

🧑 看護師 「お子さんも，ここで今も心の中で麻央さんとお話されているのかもしれませんね。きっと麻央さんもお子さんのことを見守っていると思いますよ。……ご主人も，本当に最期までよくお世話されましたね。体調はいかがですか」

👤 夫 「本当にあれでよかったのかなあと夜になると考えるのです。病院やホスピスだったら，もう少し長く生きていられたのかとか……」

🧑 看護師 「ご家族をご自宅でお看取りされた方はみなさん，同じように『あれでよかったのかな』と思うようですね。そのように思われるかもしれませんが，よくされたと思いますよ。これから少し気持ちが落ちこんだり，体調が悪くなったりすることは誰にでも起こりうる過程なのです。今後も，私たちが少しでもお力になれることがあればおっしゃってくださいね」

👤 夫 「ありがとうございます」

MEMO

プロフェッショナル・グリーフ

　職業柄起こる悲嘆のことです。患者や療養者が亡くなった後，看護師自身も悲嘆を感じることがあります。しかし，感情を表出するのは専門職としてよくないと考え，自分の感情を抑圧することもあります。自分自身の悲嘆に対して十分にセルフケアできないことが頻繁に続くと，遺族と同じようなグリーフの反応が生じることもあります。このため，デスカンファレンスとして，亡くなった方の事例をスタッフみんなでふりかえる機会を設けている訪問看護事業所や病院もあります。看護師は感情労働ともいわれています。ケアする人もケアを受ける必要があるのです。自分自身のケアを適切に行えるとよいですね。

Case 10

老老介護の世帯で
介護者が認知症に

パーキンソン病で車いすを利用している療養者。
主介護者である妻の認知機能が低下してきた。

　鈴木良夫さん(仮名, 70歳男性)は, パーキンソン病による指定難病の認定を受け, 車いすで生活しています。普段はデイサービスを週4回と訪問看護を週に1回利用しています。69歳の妻との二人暮らしで, 妻が主な介護者になっていますが, 最近, 認知機能が低下していて物忘れがひどくなってきています。

　良夫さんの認知機能はしっかりしていますが, 身体機能が低下しており, 思うように動くことができず, もどかしい思いでいます。妻は認知機能の低下によりお金の管理ができないため, 良夫さんが年金や支払いなどお金の管理をしていますが, 最近は, 普段の生活の中でさまざまな不具合が出てきました。

　先日は2人でスーパーに買い物に行きましたが, 良夫さんがスーパーでお金を支払っている間に, 妻は良夫さんのことを忘れて1人で帰宅してしまいました。置き去りにされた良夫さんが困っているところを近所の人が見つけてくれて, 自宅まで連れて帰ってくれたそうです。

　「ままならない自分の身体で, 認知症の妻の面倒をみることはできない, いつか火事を出すのではないか, もしかしたらオレオレ詐欺に引っ掛かり貯金を使ってしまうのではないかと思うととても心配だ」と良夫さんは嘆いています。

>- **確認しよう**

生 活 の視点

① 良夫さんの思い

普段の生活で大切にしていることや, 現在の生活についての思い, 心配なこと, 大切にしていること, 今後の希望, 妻との生活について, 家族のサポート体制などを確認します。

② 良夫さんと妻との二人暮らしの生活の状況と困りごと

お金の管理, 日常の買い物, 洗濯, 掃除, 食事の準備・片付け, 清潔ケアの実際と不安なことや困難なことがあるのかを確認します。あれば, 具体的に状況を確認します。

③ 自宅の環境

車いすでの生活のための環境が整えられているか, もしリハビリテーションによりなんとか自宅内での歩行が可能となった場合, 転倒を防ぐことができる環境か(段差, 敷物, 床の上に置かれているもの, 手すりの有無など) **図18**, 台所, 仏壇など火事の原因となることが予測

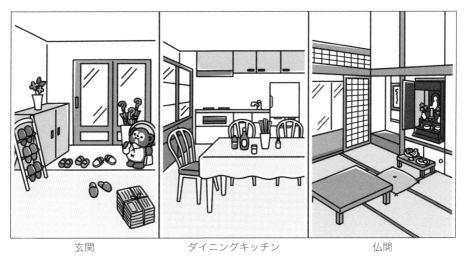

| 玄関 | ダイニングキッチン | 仏間 |

図18 車いすで気をつけたい生活環境

される場所，ガス警報器の確認をします。

看 護 の視点

④ 良夫さんの身体的機能の詳細

ADL の状況，特に移動について，車いすでの移動であるが，自宅でも完全に車いすでの生活なのか，それとも自宅では車いす以外の移動が可能か，リハビリテーションの状況とあわせて確認します。

⑤ 妻の認知機能の状況

妻の認知機能の状況，介護認定の有無，携帯電話の所持の有無，電話での会話の状況などを確認します。

● 課題と対応

課 題 の解説

　2016 年の国民生活基礎調査「要介護者等と同居の主な介護者の年齢組合せ別の割合」を見ると，2001 年は，要介護者・介護者の組み合わせが 65 歳以上同士である割合は 40.6％，75歳以上同士は 18.7％だったのに対し，2016 年には，65 歳以上同士が 54.7％，75 歳以上同士が 30.2％と，「老老介護」が年々増加していると報告されています。また 2018 年度版高齢社会白書において，「介護を頼みたい人」については，男性の場合は「配偶者」が 56.9％，女性の場合は「ヘルパーなど介護サービスの人」が 39.5％で最も多くなっています。

　良夫さん夫婦も老老介護の世帯であり，良夫さんも実際に妻の介護を受けていますが，介護者である妻も，認知機能の低下により介護が必要な状況になってきました。良夫さん自身が危険な状態となった時，また妻が危険な状態となった時，いずれの場合においても十分な

対応が困難です。しかし，2人がどこかの施設に入所するのは容易なことではありません。したがって，現状の生活を維持できるような対応が必要です。

対応 のポイント

Point1 ➡ 安心して生活できる環境を整えることが優先されます

「良夫さんにとって安心して生活できる環境」とはどのような環境かを，情報を集めアセスメントします。一番心配していること，不安に思っていることを明らかにし，1つひとつに対処していきます。たとえば，「ガスの消し忘れによる火事が心配」ということであれば，ガス警報器の設置や，消し忘れ機能がついているガスコンロの紹介などにより，不安に対処していきます。

日常生活を維持するためには，お金の管理や買い物なども必要です。買い物はネットスーパーの利用などにより，お店に行かなくても，商品を届けてもらうことができます。もしくは，家事支援の活用によっても解消されます。

Point2 ➡ 生活を支えるための多職種連携により，サポート体制を強化します

先に述べたような良夫さんの不安や困難は，訪問看護だけでは解決できません。良夫さん自身の身体の不自由さのみならず，家族が認知症であるこの事例では，夫婦2人ともが介護される立場にあり，介護する立場にもあるという状況です。

認知症の介護家族が求める家族支援のあり方の研究では，「介護者の生活のしづらさ」が報告されています MEMO 。地域全体で老老介護の家族を支えることが求められます。必要であれば，地域の民生委員も含めたケア会議(サービス担当者会議)を開き，それぞれの立場から有効な支援策を検討することで，サポート体制を強化します。

Point3 ➡ 療養者自身の身体機能の維持・向上を目指します

療養者の良夫さんは介護される側でもあり，妻を介護する家族でもあります。2人の生活において，良夫さんにも役割があります。その役割を在宅で果たすためにも，良夫さん自身の身体機能を維持・向上させることが必要です。自宅の環境を少し整えることで，活動がしやすくなることもあります。

Point4 ➡ 介護者である妻の認知機能の維持を目指します

妻の要介護認定なども検討します。そのうえで，妻の認知機能の低下を抑えるためにも，良夫さんのデイサービス利用時に妻もデイサービスを利用するなど，介護者の支援を検討します。

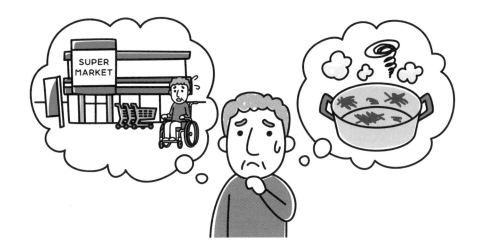

対応 の実践例

看護学生「良夫さんの普段の生活で，今一番不安に思っていることは何でしょうか」

良夫さん「そうですね，妻の認知症が進んできていることかな」

看護学生「奥さんの認知症のことですね，そのことについてもう少し具体的にお話していただけますか」

良夫さん「うん，私がこんな身体だから，妻と一緒にスーパーに買い物に行くのだけど，この前は，お金を払っている間にいつの間にかいなくなって，自分1人で帰宅しちゃって，私が置いてきぼりにされたんだよ。お金の管理は今の妻には難しいから，私がしているんだけどね……買い物1つできなくなっちゃって……」

看護学生「なるほど，奥さんの認知症のため，少し，忘れることが多くなってしまってお困りなのですね」

良夫さん「そうです。先日もお鍋に火をかけていることを忘れてしまって，ふらっと散歩に出かけてしまうものだから，家じゅう焦げ臭くて，よく見たらお鍋が真っ黒でしたよ。いつか火事になるのではないかと，ひやひやしています」

看護学生「奥さんは要介護認定などを受けていますか。良夫さんの介護も必要ですが，奥さんの介護も必要ですよね。お2人が安心して生活ができるように，少し考えてみませんか」

> MEMO

認知症の介護家族の支援

　「認知症の介護家族が求める家族支援のあり方研究事業報告書」（公益社団法人認知症の人と家族の会，2012）によると，介護家族は「ストレスや疲労感が増した」「自由に使える時間がなくなった」「時間のやりくりが難しくなった」「家事時間が増加した」「睡眠時間が減った」「支出が増えた」「体調が悪くなった」など，生活のしづらさが大きく増えたことが報告されています。さらに「本人の症状や症状から感じるつらさ，悲しさ」「介護自体から生じるつらさ」「介護者個々の条件により感じ方が異なるつらさ」や「環境によって生じるつらさ」などが述べられていました。一方で，「家族の会」などの介護者同士の交流が大きな支えとなったことも明らかにされました。家族支援のあり方として，認知症の人を支えて生きることへの支援と，認知症の人を支えながら歩む家族自身の人生への支援という，2つの視点からの家族支援の必要性が述べられています。

認知症のある療養者からの
暴言・暴力

認知症のある男性療養者。
看護師がストーマケアをすると暴言・暴力が出てしまう……

　荒田剛夫さん（仮名，70歳男性）は認知症があり，常同行動がみられます。S状結腸の穿孔で人工肛門（以下，ストーマ）を造設していて，ストーマケアのため週に2回訪問看護師による在宅ケアを受けています。妻と息子夫婦と住んでおり，主な介護者である剛夫さんの妻はおとなしい性格の方です。

　ストーマケアをするたびに，剛夫さんは，訪問看護師に対して「馬鹿野郎！　あっちへ行け」「勝手に人の身体を触るな！」などと大声で叫びます。時には，ケアをしている訪問看護師を引っ掻くこともあります。そのたびに，妻はおろおろしながら「お父さん，看護師さんが，便の処理をやってくれているのですよ。じっとしていて」と弱々しく言いますが，剛夫さんはまったく聞く耳がありません。1つのケアをするのにも時間がかかりますし，いつ暴力をふるわれるかと思うと，落ち着いてケアもできません。

>—● 確認しよう

生 活 の視点

＊認知症のある療養者で本人から情報を得ることができない場合，①〜③は主な介護者またはほかの家族に確認します。

① 剛夫さんの現在の生活状況

剛夫さん自身が普段の生活で大切にしていること，現在の生活についての思いや心配なこと，大切にしていること，今後の希望，家族のサポート体制などを確認します。また，常同行動（固執して繰り返す行動）MEMO の有無を確認します。

② 剛夫さんの生活史

剛夫さんがどのような幼少時代を過ごしたのか，過去にどのような生活をしていたのか，どのような職業だったのか，元気な時の趣味，家族の中での役割，社会の中での役割を確認します。

③ 剛夫さんの思い出

剛夫さん自身の思い出の中でも，思い出した時にポジティブな感情となる思い出を聴きます。

④ 剛夫さんの認知症の原因となる疾患と症状

認知症の原因には，変性性と二次性があります。変性性認知症には，アルツハイマー型認知症，レビー小体型認知症，認知症を伴うパーキンソン病，前頭側頭型認知症などがあります。二次性認知症は，何らかの病気や外傷で発症する認知症で，血管変性の疾患（血管性認知症），脳腫瘍，慢性硬膜下血腫などがあります。そして認知症の症状として記憶障害や遂行機能障害のような「認知機能症状（中核症状）」と，今回の剛夫さんの暴言・暴力のような「認知症の行動・心理症状（BPSD：behavioral psychological symptoms of dementia）」があります。それらを確認します。

⑤ 剛夫さんが暴言・暴力などの行為をする原因

暴言・暴力などの行為をする根底には，剛夫さんが不快・不安となる何かしらの原因があります。考えられる原因は，「やりたくない」などの不快な感情や，認知機能低下により，ケアをされている状況がうまく理解できないことによる「何をされるかわからない」という不安や恐怖などがあります。それらがストレートに表出されることで，暴言や暴力につながっている可能性があります。

⑥ 妻の介護力

訪問看護の時間は限られています。暴言・暴力が収まらない場合，一旦はケアを中断することもあります。このような場合は，その後のケアを主な介護者が引き受けることになります。したがって，剛夫さんの主な介護者である妻の介護力を確認して，剛夫さんの理解力・認知機能の状況を確認して，看護師らが帰宅した後に妻が困らないように整える必要があります。

●課題と対応

課題 の解説

わが国は超高齢社会を迎え，2025年には高齢者の5人に1人が認知症ということが予測されています（二宮ほか，2015）。また，多くの高齢者には聴覚や視覚など感覚の低下があり，認知症のある人にも，中核症状（記憶障害，判断力障害など）以外に，感覚の低下があります。これらはコミュニケーションに影響します。

たとえば，聴覚が低下すると高音が聞きとりにくくなります。また後ろから声をかけられた場合，どこから声がするのかがわからないため，キョロキョロ探したり，落ち着かない様子がみられたりします。視力の低下により，相手の表情や顔をうまく認識できないことや，

MEMO

常同行動

　前頭側頭型認知症では，脳の前頭葉や側頭葉が萎縮します。前頭葉が萎縮することで，毎日同じ時刻に同じような行動をとる，同じ食べ物にこだわるなどの行動障害が起こります。これを常同行動といいます。足をバタバタしたり，目的や意味のない行動をとり続けることもあります。

表情を読みとるのが難しいことがあります。したがってスムーズな会話が困難になります。感覚の低下以外にも，素早く対応ができなくなることや，感情が表出されにくくなること，ワーキングメモリ MEMO の低下，記憶の不確かさなどにより，コミュニケーションが困難になります。

　また，認知症の原因となる疾患によってコミュニケーションにも特徴があります。たとえば，アルツハイマー型認知症のある人は，見当識障害（日付・時間がわからない），記憶障害（物忘れ），視空間性障害（道に迷う）があります。コミュニケーションの特徴としては，長文が理解できない（短文は理解できる），回りくどい会話，繰り返される同じ話，突飛な内容などがあります。したがって，原因となる疾患のコミュニケーションの特徴に合わせて，対応をすることが大切です。

　この事例の剛夫さんは，前頭側頭型認知症です。前頭側頭型認知症の場合，社会性の欠如，抑制ができなくなり暴力を振るう，同じことを繰り返す，感覚の鈍麻，自発的な言葉の減少などが起こります。そのため，認知症の方に共通するコミュニケーションの特徴と，原因となる前頭側頭型認知症に特徴的な障害に対応することが求められます。

対 応 のポイント

Point1 ➤ コミュニケーションをとりやすくするための環境を調整します

　先に述べたように，認知症の方を含む多くの高齢者には視覚や聴覚などの感覚の低下があります。そのため看護師の声が聞こえやすくなるように，周囲の音の環境調整，たとえば，テレビやラジオをオフにしてもらうなどをします。また部屋の明るさなども，表情や顔を認識しやすくするために整えます。薄暗い場合，電気やカーテンで調節します。高齢者で白内障があると明るすぎるのも負担になるため注意しましょう。

　このほかに，部屋のにおいも不快ではないか確認します。

Point2 ➤ 剛夫さんに看護師の存在を認識してもらいます

　認知症のある人は，感覚の低下のほかに，背後から声をかけられた場合，どこから声をかけられたのかわからないことや，素早く対応できないことなどがあります。そのためコミュニケーションをとる時には，まずその人の視界に入り，正面の位置から声をかけます。その時に，できるだけ目線を合わせます。そして，認知症のある人は素早く対応できないので，ゆっくり（3秒程度）待ちます。状況をみて手を触れるなど，ゆったりとした態度で看護師の存在を認識してもらいます。この時，その人が居心地が悪そうであれば，触れることをやめます。

Point3 ➤ 剛夫さんが不快に思う原因を推察します

　剛夫さんの場合，常同行動が観察されることがあります。その常同行動から逸脱していないか，何が不安や緊張といった不快な気持ちにさせているのかを推察します。原因が特定できた場合，すみやかにそれらに対応します。

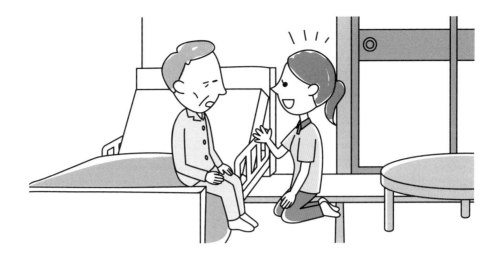

　もし，それがわからない場合は，無理にケアをすることなく，落ち着いて，一旦距離をおきます。剛夫さんがさらに興奮するなどおさまらない場合は，家族を呼ぶなど1人での対応は避けます。

　剛夫さんが攻撃的になった場合であっても，できるだけ落ち着いて，大きな声を出したり，命令口調で剛夫さんに話しかけないようにします。

対応 の実践例

😊看護学生 (剛夫さんの真正面に膝立ちして目線の高さを合わせて)「剛夫さん，こんにちは」

😐剛夫さん (少し間が空いて)「……ああ，こんにちは」

😊看護学生「剛夫さん，お腹の袋の交換をさせてください。よろしいですか？」(お腹を指で示しながら)

😐剛夫さん「……お腹の袋の交換……お腹の袋の交換……」

😊看護学生「そうです。お腹の袋の交換をさせてくださいね。」

😐剛夫さん「……」

😊看護学生「剛夫さん，少しお身体を触りますよ，嫌だったらおっしゃってくださいね。いつもと同じようにしますね」

┌─────┐
│ MEMO │
└┬────┘
　ワーキングメモリ
　　前頭前野が担っている能力で，一時的に情報を脳に保持し，処理する能力です。作業記憶や作動記憶ともいわれています。具体的には，①数，単語，文章などの言語的短期記憶，②イメージ，絵，位置情報などの視空間的短期記憶や③注意の制御や処理資源の配分といった高次認知機能である中央実行系などがあります。ワーキングメモリは会話や読み書き，計算などの日常生活に必要な能力です。

Case 12

介護者による虐待が疑われる

認知症が進行した療養者の身体に，内出血の跡を発見。
1人で介護を担っている息子からの虐待か？

　細田静子さん(仮名)は80歳の女性で，認知症があり要介護2の認定を受けています。以前は徘徊がありましたが，徘徊中に転倒し，大腿骨頸部骨折をして退院してからは，在宅でリハビリテーション中です。現在は定年退職した61歳の息子と二人暮らしで，介護も息子がしています。

　静子さんは，骨折後ますます認知機能が低下し，何回も同じことを聞くなどの症状がひどくなってきました。訪問時に血圧測定をしようと袖をまくると，腕に3か所の内出血の跡がありました。静子さんに「この腕どうしたのかな」と尋ねても，「わからない，いつの間にこうなったのかしら……」としか答えません。

　静子さんの息子は，訪問看護師には丁寧な言葉で対応されますが，看護師との会話中に静子さんが会話に割り込むと，「うるさい！　黙っていなさい！」と強い口調のこともたびたびありました。もしかしたら，息子に虐待された疑いがあるのではないかと看護師は悩んでいます。

●確認しよう

生活 の視点

＊認知症のある療養者で本人から情報を得ることができない場合，①は主な介護者またはほかの家族に確認します。

① 静子さんの現在の生活状況

現在は息子と静子さんの二人暮らしであり，主たる介護者は息子です。息子は定年退職をしているため，生活するための収入などの経済的状況を確認する必要があります。

また，どのように静子さんと息子が生活しているのか，1日の様子を具体的に確認します。特に静子さんの現在のADLについての確認は重要です。訪問看護師が関わるのは生活の中でごく一部の時間です。息子の介護疲れを軽減することや，息子の生活における楽しみの時間を確保することを念頭におき，訪問看護師が関わる時間が静子さんと息子にとって有効な時間になるようにするためには，普段の生活状況を確認する必要があります。

② 息子の生活状況

息子は静子さんにとって大切な家族であり，また主たる介護者でもあります。しかし，息子自身の生活もあります。介護をしながらも自身の時間をもつことができているのか，また定年退職していても62歳という年齢ですので，今後の生活をどのように考えているのか，経済面の状況などを確認します。

③ 静子さんの認知症の程度と虐待が疑われる状況の確認

現在の訪問看護の目的は，静子さんが転倒してできた骨折のケアではありますが，もともと静子さんには認知症があります。この認知症の程度を確認します。認知機能低下の原因となっている疾患は何か，また日常生活での問題となることは何か，認知症の治療の状況を確認します。

さらに身体を丁寧に観察し，腕以外に虐待されたような形跡がないか，緊急性があるかどうかを確認します。ほかの部位の皮下出血の有無や内出血の治癒過程が認められる場合は，日常的な虐待の可能性や，緊急性があると考えます。また静子さん自身が虐待をされていると自覚しているかを確認します。

④ 息子の認知症に関する理解の確認とストレス原因の確認

息子は静子さんの認知症についてどのような認識をもち，どのように考えているのか，何を望んでいるのか，静子さんに対する家族の解釈モデルを確認します。特に息子が何についてストレスを感じ，また何が一番問題だと考えているのかを確認します。また息子自身の身体状況の確認もします。そして，静子さんに対して虐待をしているということを認識しているかどうかを確認します。

⑤ 現在の社会資源の活用状況

静子さんの現在の介護保険，医療保険，医療機関の利用状況などを確認します。親戚や近所の方など，周囲との関係性なども合わせて確認します。

課題と対応

課題 の解説

　認知症のある療養者の看護においては，療養者本人だけではなく，その家族への看護が重要となります。認知機能は突然低下するのではなく，徐々に低下します。そのため，生活をともにしてきた家族が認知症と診断された事実を受け入れることは困難です。さらに家族にとっては終わりが見えない介護への不安や，周囲からの理解や協力が得られにくいこと，常に見守りが必要であるため，社会的にも行動が制限され，孤独感・拘束感を感じることもあります。

　そのような背景もあり，介護者は，療養者の問題行動について，病気による言動の混乱やADLの低下だと理解していても，療養者本人に対して怒りを感じることもあります。さらに，怒りを感じてしまう自分自身に対しても，葛藤や罪悪感などの否定的な感情を抱きます。一方で，高齢者に虐待をしている人のうち54％を超える人が虐待をしている自覚がないという報告もあります。

　いずれにしても認知症の療養者を介護する家庭においては，さまざまな面でバランスが崩れ虐待が起こりやすい状況があります。したがって，そのような状況になりやすいことを理解し，まずはその虐待は緊急の対応が必要なものか，常習的に行われているものかを確認す

る必要があります。緊急性を判断したうえで，療養者の認知症の原因やその症状，身体的状況，精神的状況を確認します。そして介護者の現在おかれている状況や虐待の原因を確認し，対応を検討します。その対応は，看護師だけではなく地域全体で，多職種で連携し検討することが必要となります。

対 応 のポイント

Point1 ➡ 虐待の事実を確認するため静子さんから情報収集します

先に述べたように認知症高齢者の場合，虐待をしている家族も，された高齢者も自覚していないことがあります。そのため，p.97にあるような虐待のサインについて注意深く観察し，客観的情報をできるだけ多く収集します。同時に緊急性があるかどうかを確認します。

Point2 ➡ 虐待の自覚があるかどうかを息子に確認します

高齢者虐待は，さまざまな原因により引き起こされます。介護者による虐待の場合，介護負担によるストレスが原因で起こることが多いため，予防が難しいというのが現状です。また自覚がない場合もあります。したがって，介護者の不安や負担を十分に理解したうえで，責めるのではなく，事実を確認するように努めます。介護者が孤立し，追い詰められることがないように，介護者を支えることを意識して確認します。その際は，コミュニケーションの技法NURS(p.30)の「R(尊敬)」や「U(理解)」を用いるとよいでしょう。

Point3 ➡ 関係機関へ連絡します

高齢者の権利擁護の拠点は，地域包括支援センターです。地域によって高齢者の虐待に対して担当する機関が異なりますが，市役所や保健所などが担当することが多いです。これらの機関に連絡をし，多職種で連携して解決に向けて協働します。

> MEMO
>
> **在宅の場における暴力・ハラスメント**
>
> 全国訪問看護事業協会による2019年の調査によると，施設・事業所に勤務する訪問看護師で，療養者・家族からハラスメント(身体的暴力や，精神的暴力，セクシャルハラスメントなど)を受けた経験のある職員は半数近くに及んでいます。訪問看護の場合，療養者の自宅に基本的には1人で訪問し，看護ケアを実践します。またそのケアを提供する環境が密室であることが多いため，療養者やその家族から暴力・ハラスメントを受けるリスクが高くなっています。しかも，実際にハラスメントを受けても，「自分の対応が悪いから，こうなったのだ」と自分の行為を反省するだけで，報告されないケースもあり，問題が潜在化され，なかなか表に出てこない現状もあります。
>
> 厚生労働省は「介護現場におけるハラスメント対策マニュアル」(2019年)を作成しました。暴力やハラスメントに遭遇した時は，深呼吸をして，冷静に対応しましょう。ただし，身の危険を感じた場合は，逃げましょう。また，すみやかに上司や指導教員に連絡しましょう。

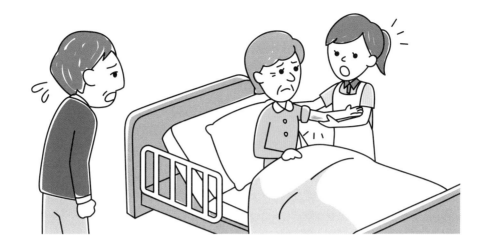

対応 の実践例

🧑 看護学生（息子の顔を見ながら穏やかな表情で）
「静子さんのお身体について，少しお話をさせていただいていいですか」

🧑 息子　（少し間が空いて）「はい，いいですよ」

🧑 看護学生「いつも静子さんの介護を根気よくされていますね。認知症がおありなので，コミュニケーションなどとりにくく，大変なのではないですか。本当によく介護されていると思います」
（R：尊敬・支持）

🧑 息子　「いえいえ……。でも骨折してからますます認知症が進んで，何回も同じようなことをしつこく話してくるので大変です」

🧑 看護学生「そうですよね，毎日ケアされるのは大変だと思います。ところで，先ほど血圧を測る時に，右腕に内出血しているのをみつけたのですが，ご存知ですか」

🧑 息子　「え……！」

🧑 看護学生「誰かにつねられたような内出血なのです」

🧑 息子　「……」

（しばらく沈黙）

🧑 息子　「実は，何回もうるさいことを言ってくるので，少しつねってしまったのです」

🧑 看護学生「ああ，そうだったのですね。静子さんの今の認知症の状態だと，何回も同じことを繰り返すという症状があるのです。いくら病気だからといっても，毎日毎日その状態だと介護するほうもまいってしまいますよね。本当にその状況になるのはおつらいですし，よくわかります」（U：理解）

🧑 息子　「自分で自分が嫌になってしまいます。なぜか，わかっていても，大きな声で叱ってしまったり，今回みたいにつねってしまったりするんです。そのたびに自己嫌悪に陥ります」

🧑 看護学生（無言でうなずく）「どなたかご親戚やご近所で協力していただけるような方はいらっしゃいますか。毎日の介護が少しでも楽になるように，地域包括支援センターで相談してみませんか」

高齢者虐待

高齢者虐待の防止，高齢者の養護者に対する支援等に関する法律

　虐待の定義を明確にし，通報・相談の窓口を設けることで，高齢者虐待の早期発見および防止・保護につなげるために 2005 年に制定されました。この法律においては，被虐待者の対象を 65 歳以上としたうえで，「身体的虐待」「心理的虐待」「介護等放棄」「経済的虐待」「性的虐待」といった 5 つの虐待をそれぞれ定義し，明確化しています 表6。この法律は，高齢者虐待の防止が目的のため，虐待を受けたと思われる高齢者を発見した場合は，窓口となる当該の市町村に通報することが義務づけられています。

在宅における高齢者虐待の現状

　厚生労働省「平成 27 年度 高齢者虐待の防止，高齢者の養護者に対する支援等に関する法律に基づく対応状況等に関する調査結果」によると，在宅において高齢者に対する虐待が起こる理由は，「虐待者の介護疲れ・介護ストレス」が最も多く，全体の 25.0%（1,320 件）を占め最多で，「虐待者の障害・疾病」23.1%（1,217 件），「被虐待者の認知症の症状」16.1%（852 件），「家庭における経済的

表6 養護者による高齢者虐待の種類

身体的虐待
高齢者の身体に外傷が生じ，または生じるおそれのある暴行を加えること
介護・世話の放棄・放任
高齢者を衰弱させるような著しい減食又は長時間の放置，養護者以外の同居人による虐待行為の放置など，養護を著しく怠ること
心理的虐待
高齢者に対する著しい暴言または著しく拒絶的な対応その他の高齢者に著しい心理的外傷を与える言動を行うこと
性的虐待
高齢者にわいせつな行為をすること又は高齢者をしてわいせつな行為をさせること
経済的虐待
養護者又は高齢者の親族が当該高齢者の財産を不当に処分することその他当該高齢者から不当に財産上の利益を得ること

厚生労働省老健局．(2018). 市町村・都道府県における高齢者虐待への対応と養護者支援について．I 高齢者虐待防止の基本，2 より

困窮（経済的問題）」14.4%（759件），「被虐待者と虐待者の虐待発生までの人間関係」12.6%（666件）でした。また，虐待の種別は「身体的虐待」66.6%と最も多く，「心理的虐待」41.1%，「介護等放棄」20.8%，「経済的虐待」20.0%，「性的虐待」0.4%でした。

　虐待者の状況としては，「虐待者とのみ同居」が49.2%，「虐待者及び他家族と同居」37.4%であり，86.6%が虐待者との同居でした。家族の状況としては，「未婚の子と同居」が33.0%と最も多く，「夫婦のみ世帯」21.5%，「子夫婦と同居」が15.2%でした。被虐待高齢者からみた虐待者の続柄は，「息子」が40.3%と最も多く，次いで「夫」21.0%，「娘」16.5%という結果でした。

高齢者虐待のサイン

　高齢者虐待の可能性を早期に発見できるサインが報告されています。ただし，これらはあくまでも可能性を示すサインですので，このサインがあるからといって虐待と断定できません。

・身体に不自然な傷やアザがあり，（高齢者自身や介護者が）説明もしどろもどろ
・脱水症である
・部屋の中に衣類，オムツ，食べかけの食事，食べ残しが散乱している
・自宅外で食事する時，一気に食べてしまう
・必要な薬を飲んでいない
・強い無力感，抑うつ，あきらめ，投げやりな態度がみられる
・落ち着きがなく，動き回ったり異常によくおしゃべりする
・「年金をとりあげられた」と高齢者が訴える
・高齢者を介護している様子が乱暴に見える
・家族が福祉・保健・介護関係の担当者を避ける
・家の中から，家族の怒鳴り声や高齢者の悲鳴が聞こえる
・天気が悪くても，高齢者が長時間，外にたたずんでいる，あるいは昼間，姿を見かけなくなった，窓が閉まったままな状態が継続する場合

文献
・厚生労働省．（2017）．平成27年度　高齢者虐待の防止，高齢者の養護者に対する支援等に関する法律に基づく対応状況等に関する調査結果．
　https://www.mhlw.go.jp/stf/houdou/0000155598.html（2021年1月12日アクセス）
・高齢者処遇研究会．（1997）．高齢者虐待防止マニュアル．
・財団法人厚生労働問題研究会．（2007）．早期発見に役立つ12のサイン　高齢者虐待防止の手引き．

Case 13

医師との連携

複数の疾患をもち，それぞれに別の主治医がいる療養者。
訪問看護指示とは別の疾患について医師に相談したいけど……

　塩野正さん(仮名，70歳男性)は脳卒中の後遺症のてんかんがあります。そのため脳神経外科から服薬管理について訪問看護指示が出されて，訪問看護がなされています。また慢性腎不全の症状もあり，腎臓内科でも治療を受けていますが，腎臓内科の医師は担当者会議に参加したことがなく，訪問看護師は一度も会ったことがありません。

　ある日の訪問時に，正さんから倦怠感を訴えられました。全身状態を観察したところ，下肢に浮腫が確認されました。血液検査の結果をみると，クレアチニン MEMO が 4.0 mg/dL を超えていますが，塩分制限はなされていません。訪問看護師は，検査データと，本人からの訴え，浮腫をアセスメントして，正さんと家族に「少し塩分制限をされたほうがいいですよ」と伝えました。しかし正さんは「医者からは塩分制限のことを言われていない」と，一向に塩分制限をしません。このままの状態では，慢性腎不全の悪化が予測されます。

　訪問看護師は，医師にアセスメント結果を伝え，塩分制限について相談したいのですが，どの医師に相談したらよいか迷ってしまいました。腎臓内科の医師とは面識がなく，訪問看護指示を出した脳神経外科の医師は少し気難しいため，これまでてんかん以外のことを相談したことがありません。

確認しよう

生活 の視点

① 正さんの食習慣と生活

実際に塩分の多い食事をとっているのか確認します。また，塩分制限を拒否する理由として，食事が生きる楽しみである場合や，料理をする習慣がなく外食が多くなる場合，また外食や間食が友人・知人とのコミュニケーション機会となっている場合もあります。食習慣はその人の生活や価値観に大きく影響しているため，たとえ治療のためであっても，よい・悪いを一方的に判断する発言には注意が必要です MEMO 。

看護 の視点

② 慢性腎不全の悪化の可能性から緊急性を判断

医師に報告・相談するにあたり，すぐに連絡したほうがよい状態か，次回の受診やカンファレンスまで待ってもよい状態かを判断するために，浮腫や血液検査の結果を確認します。

③ 腎臓内科の受診について

腎臓内科の次の受診タイミングを確認し，療養者や家族から慢性腎不全の悪化について医師に相談してもらえるか検討します。

●課題と対応

課題 の解説

　看護師の業務については，「療養上の世話」と「診療の補助」を行うことが保健師助産師看護師法で定められています。地域や在宅で療養している傷病者や要介護者などについては，主治医が必要と認めた場合，訪問看護の指示書を交付し，訪問看護が提供されます。訪問看護師は主治医の訪問看護指示書に基づき，訪問看護計画書を作成し，看護ケア実施後には報告書を作成して主治医に提出します。

　この事例の正さんの場合，慢性腎不全で受診するのは腎臓内科ですが，訪問看護指示は脳神経外科の医師から出ています。そのため，「主治医」は脳神経外科の医師となります。療養者の状態に変化があり，相談・報告したい場合は，基本的にはまず主治医に連絡し，他科の医師への相談や紹介は主治医を通して行います。

対応 のポイント

Point1 ▶ 連携の課題と重要性を知っておきましょう

　多職種連携において，看護師と医師は，連携の相手として欠かせない存在です。しかし，地域・在宅で看護師と連携する医師は，病院の勤務医や，開業している医師など組織や立場がさまざまです。病院看護においては医師と対面し，直接連携することが可能ですが，地域・在宅では，対面でなく電話などで連携する場面が多くなります。そのため，看護師と医師はお互いに連携の必要性を認識しているものの，連携が困難な事例も多く報告されています。多職種連携においては，アサーティブな関わりをもつためのコミュニケーションスキルが必要です。

　しかし，主治医と訪問看護師との連携に関する調査によると，医師は「担当の訪問看護師が，患者の状態をどこまでアセスメントできるのか，機器の取り扱いができるか不明」「なん

Case
13

医師との連携

MEMO

クレアチニン

　クレアチニンは，筋が運動するためのエネルギー源であるクレアチンリン酸という物質が代謝された後の老廃物です。クレアチニンは，腎臓の糸球体から濾過され，尿細管で再吸収されずに排泄されます。このため，腎臓機能の指標の1つとしてクレアチニンの濃度を測定します。
　検査は，血液検査と蓄尿による検査があります。腎機能が低下すると血清クリアチニンの値は高くなり，クレアチニン・クリアランス（蓄尿による検査）では低くなります。基準値は，血清クリアチニンでは男性1.2 mg/dL，女性1.0 mg/dL，クレアチニン・クリアランスおおよそ100〜120 mL/分です。ただし，数値は筋量や年齢の影響を受ける場合や，初期の腎臓疾患では低く出る場合があります。また，尿検査のクレアチニン・クリアランスは，慢性腎不全の進行で高値になることも注意します。

表7 SBAR と CUS

SBAR（エスバー）　情報を整理して簡潔に伝える方法	
Situation 状況	療養者に何が起こっているのか
Background 背景	療養者の臨床的な背景，今までの経過
Assessment 評価	問題に対する自分のアセスメント
Recommendation and Request 提案と依頼	アセスメントした内容に対する自分の提案および相手に何をお願いしたいのか
CUS（カス）　不安に感じたことを相手に伝える言葉	
Concerned	「気になります」
Uncomfortable	「不安です」
Safety	「安全上の問題です」

でも報告されても困る，訪問看護師で判断できることがあるのではないか」「訪問看護ステーションごとに，報告の基準や方法が異なる」と考えており，一方で訪問看護師は「病院によって主治医と連絡がとりにくい」「開業医の場合，診療時間には連絡がとりにくい」「訪問看護師が重要な内容と判断して報告した内容が，主治医の判断と差があり，療養者との間で困る」「指示と報告の関係を理解してほしい」と考えていることが明らかになりました。信頼関係や連携という点では不十分であることも多いようです。

　訪問看護師は，時として療養者の症状変化時に病院受診を勧めるべきか，継続観察をしてよいのかなど判断に迷う場面があります。このような場面では，療養者や家族が一番不安を感じています。訪問看護師と主治医の関係が良好であれば，お互いに情報共有もできますし，どんな時でも報告・連絡・相談がしやすい状況にあります。療養者も家族も安心して療養でききます。

Point2 ➡ **医師に伝わる伝え方を身につけましょう**

　受診の判断など緊急性の高い内容を，医師に報告・連絡・相談をする場合，簡潔明瞭に行います。前置きなどはなくし，まずは目的を述べます。単なる報告なのか，相談なのかを明確にします。その際に事前に情報をメモなどにまとめておきます。そして，相手の時間にも配慮しながら丁寧に対応します。具体的には SBAR や CUS などを活用するとよいでしょう **表7**。

Point3 ➡ **療養者と家族の代弁者としての役割を果たしましょう**

　訪問看護師は，療養者と家族の代弁者（アドボケーター）でもあります。訪問看護指示書を作成するのは医師ですが，療養者と家族がどのような療養生活を希望されているのか，何を医療に期待しているのかを知る必要があります。療養者と家族の解釈モデルを看護師が把握し，主治医と情報共有することで，適切な訪問看護指示書が作成されます。

　また，訪問看護指示書の有効期限は6か月です。的確なケアを行うためには医師との連携は必須です。療養者と家族の状況は，有効期限内であっても適宜情報共有し，療養者の状況

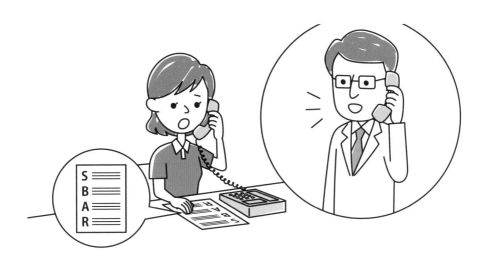

に合った看護ケアを提供できるようにすることが大切です。

情報共有のために，具体的に以下のようなことを日頃から心がけておきましょう。

- 事前に伝えたい内容をまとめて記載しておく
- 必要時，訪問診療に同席する
- 事前に，ファックス・メール・ICT ツールなどで情報を共有しておく（電話は，電話を受ける医師の状況がわからないため，緊急でない内容は，相手が時間のある時に確認できる方法を選択する）

Case
13
医師との連携

対 応 の実践例

👩 看護師「てんかんの服薬管理に訪問している塩野正さんのことで報告と相談です」

👨 脳外科医師「はい」

👩 看護師「今回の血液検査の結果クレアチニン 4.0 mg／dL と高くなっていました。もともと慢性腎不全があり，腎臓内科にもかかっています。このところ本人から倦怠感の訴えがあり，下肢に浮腫を確認しました。血圧は若干高めの 156/90 mmHg でした。これらのことから，慢性腎不全の状態が悪化していると考えます。そのため，塩分制限など食事療法が必要と思います。しかしご本人と家族は，腎臓内科の先生から塩分制限を言われていないと頑なに食事療法を拒否しています。塩分制限の必要性を医師から伝えていただきたいです。いかがでしょうか。また，可能でしたら，腎臓内科の先生にも次回のカンファレンスに参加していただきたいのです」

👨 脳外科医師「腎臓内科の主治医にも相談してみましょう」

> **MEMO**
>
> **地域・在宅における全人的アプローチ**
>
> 在宅医療においては，病院での「病気」へのアプローチと異なり，医療の知識・技術を最大限に発揮しながら，療養者の「生活，環境，思い，希望」を叶えていきます。よい・悪いという判断をするのではなく，療養者に合わせてあらゆる可能性を検討していきます。そこには，病院での常識はないかもしれません。

地域支援チームによる
退院前カンファレンス

ALS のある療養者が入院して人工呼吸器を装着。
退院にあたり，家での生活を支えるために必要なことは?

　末永行男さん（仮名，64 歳男性）は筋萎縮性側索硬化症（ALS：amyotrophic lateral scle-rosis）があり，同じ年齢の妻と 2 人で暮らしていました。徐々に身体機能が失われていくと，他県に住む息子夫婦も交えて長い時間をかけて意思決定を行い，気管切開をして人工呼吸器を装着することになりました。装着後は，息子夫婦が経済的な援助をすることになり，妻はパートをやめて介護に専念することになりました。

　行男さんは人工呼吸器を装着するため入院し，もうすぐ退院です。退院後の在宅での生活について退院前カンファレンスが行われることになりました。

確認しよう

生活 の視点

① 行男さんのやりたいこと，希望

退院前カンファレンスの短期目標は在宅での療養生活の確立ですが，人工呼吸器をつけ在宅に戻ることのそもそもの目的は「行男さんの希望する生活の実現」です。これをケアチームの長期目標として確認します。

② 行男さんの生活の状況

行男さんが気管切開をしたことで，コミュニケーション方法はどう変わったでしょうか。食事はどのような形態で，どのくらいの量が必要でしょうか。24 時間の介護が必要な行男さんと家族の生活を確認します。

③ 家族のやりたいこと，希望

妻が介護に専念するといっても，人生のすべてを介護者として過ごすわけではありません。残された時間で行男さんと一緒にやりたいことだけでなく，介護期間中であっても妻が 1 人の人間として望むことに目を向けましょう。

看護 の視点

④ 行男さんの予後，今後の見通し

　ALS の進行には加齢による影響があり，人工呼吸器装着後も，嚥下機能の低下や妻の体調な

ど，さまざまな要因で療養生活に変化が起こりえます。ALSの今後の軌道を確認し，これから必要になる判断や支援の追加の可能性も考えましょう。

⑤ 行男さんが利用可能な制度

介護保険サービスの利用は通常は65歳以上ですが，がん終末期やALSなど16の特定疾病については，40～64歳でも要介護認定を受け介護保険サービスを利用することができ，ケアマネジャーがケアマネジメントを行うことになります。看護師の訪問も，医療保険だけでなく介護保険や障害者総合支援など，さまざまな制度に基づくものになります。自治体独自の制度もあるため，行男さんの状態・居住地域では，どのような制度が使えるか確認します。

⑥ 必要な支援の整理と関わる多職種との役割分担

行男さんと家族の暮らしを支えるために，医療，介護，リハビリテーション，生活支援，外出支援などが必要になります。また，それらの支援をコーディネートする役割も必要です。それぞれを担う組織や職種を確認しましょう。

◆ 課題と対応

課 題 の解説

　地域・在宅において，質の高いケアを提供するためには，介護支援専門員（ケアマネジャー）と医療・介護・福祉などの関係者などの連携は必須です〔MEMO〕。ケアマネジャーは介護保険法にて定義されている職種であり，要介護認定に関連する業務のほか，介護支援サービスに関連する業務を行います。つまり，介護を必要とする療養者が介護保険サービスを受けることができるようにケアプラン（サービス計画書）の作成を行い，サービス事業者との調整を行います。介護保険サービスとして訪問看護を行う時には，ケアマネジャーと訪問看護師との連携が行われます。具体的には，療養者が訪問看護事業所と契約する時に情報を提供したり，また契約後に療養者からの要望（契約内容の変更）や苦情などを受けたり，療養者と訪問看護事業所との調整などを担っています。

　ケアマネジャーは，介護保険法第7条第5項に，「要介護者等からの相談に応じ，要介護者等がその心身の状況等に応じ適切なサービスを利用できるよう市町村，サービス事業者等の連絡調整等を行うものであって，要介護者等が自立した日常生活を営むのに必要な援助に関する専門的知識・技術を有するものとして介護支援専門員証の交付を受けたもの」と定義されています。一定の実務経験が必要ですが，国家資格ではなく，看護師など医療系の国家資格をもつ人や，介護福祉士や社会福祉士など介護福祉系の国家資格をもつ人などさまざまです。

　介護福祉系の背景をもつケアマネジャーは，医学用語や病院で使用される略語などの理解をはじめとして，医療的な知識が不足していることもあります。実際に医療スタッフとの連携に苦手意識をもつケアマネジャーもおり，「訪問看護師が専門用語を使いすぎる」「在宅経験が少ない看護師は知識が医療的なものに偏っている」と感じているという報告もあります。ケアマネジャーと訪問看護師がお互いに質問しやすい・意見を述べやすい関係をつくることは，地域・在宅において療養者と家族を支えることに大きく影響します。

行男さんの場合，退院して在宅人工呼吸療法へ移行するためには，在宅療養環境および地域の支援体制を整備し，十分に役割が検討されたチームをつくることが必要です。このカンファレンスは，安心して療養者と家族が地域・在宅で人工呼吸器を装着しながら生活できるように，以下のような内容で進められます。

対 応 のポイント

Point1 ➡ 地域支援チームの結成

　ケアマネジャーを中心に，療養者・家族と相談しながら支援する機関，職種を選択し，チームのメンバーを決定します。

Point2 ➡ 地域支援チームでの情報共有

　地域・在宅療養に必要となる，以下のような情報を共有します。

- 病状に関する経過，治療の状況，予想される合併症，今後の見通し
- インフォームド・コンセントの内容と療養者・家族の受け止め
- 人工呼吸療法に関する情報として，人工呼吸器の種類，設定値，管理方法，人工呼吸器装着によって起こりうる合併症，加温加湿器の設定温度など，在宅療養で起こりうる医療的な問題と対応方法
- 緊急時のバックベッド（在宅療養者がいつでも入院できる体制）
- 必要なリハビリテーション
- 医療器材の調達方法
- コミュニケーションの方法
- ADL の状況およびケアの内容・方法など

Point3 ➡ 地域支援チームでの役割の明確化

　多くの関係機関や職種が集まり，多職種連携を成功させるためには，①複数の領域の専門職が共通目標をもつこと，②専門職間で学び合うこと，③複数の領域の専門職が協働すること，④療養者・家族がケアに参加・協働すること，⑤組織的な役割と機能を分担することが必要です MEMO 。具体的には，以下のようなことを行います。

- チームの中でのケアコーディネーターの決定
- かかりつけ医や緊急時の体制の検討
- 各機関の役割と連携・相談の窓口の確認
- 訪問看護の可能な頻度・時間の検討
- 利用可能な社会資源の検討
- 家族への具体的なサポートの検討
- 地域・在宅療養を支援するうえでのニーズや課題の明確化

対 応 の実践例

🧑 ケアマネジャー「ケアマネの○○です。これより末永行男さんの退院後の生活に関するカンファレンスを行います。よろしくお願いいたします。参加者は，主治医の○○先生，ご家族の○○さん，入院中の担当看護師の○○さんと退院調整看護師の○○さん，訪問看護師の○○さん，保健師の○○さんです。今日は理学療法士の○○さんはご都合により欠席ですので，

内容をケアマネの私からお伝えしたいと思います。よろしくお願いいたします」

訪問看護師「退院は2週間後でいいですね」

ケアマネジャー「はいそうです。それでは，行男さんの状況についてお手元の基本情報シートを元に，インフォームド・コンセントの内容も退院調整看護師に説明をしていただきますね」

退院調整看護師「それでは，基本的情報と，インフォームド・コンセントの内容と行男さんの受け止め，入院中にご家族に覚えていただいた介護技術について説明します。（中略）」

ケアマネジャー「ありがとうございました。次に利用できる制度を確認したいと思います。保健師さんお願いします」

保健師「行男さんが利用できる制度としては，医療保険，障害者総合支援，在宅人工呼吸器使用難病患者訪問看護事業，在宅難病患者医療機器貸与訪問看護事業，介護保険，心身障害者福祉手当，特別障害者手当，重症心身障害者手当，特定疾患患者福祉手当，障害年金，老齢年金，傷病手当などがあります」

ケアマネジャー「ありがとうございます。それでは在宅療養支援のネットワークということで，1週間のケアプランを午前・午後・夜間別に確認したいと思います」

訪問看護師「退院日は○日ですね。その日の訪問看護は○時でいいですか。それから，介護をされる奥さんの時間をつくるためにも，療養通所介護などのサービスなどはいかがでしょうか」

ケアマネジャー「そうですね。それはいいかもしれませんね」

（中略）

ケアマネジャー「何か確認しておきたいことはありますか」

訪問看護師「継続看護の視点で，行男さんの長期の目標などはいかがですか」

受け持ち看護師「行男さんの看護で継続していただきたいことは…（中略）…です。よろしくお願いします」

ケアマネジャー「他にはありませんか。今日は，行男さんの現在の病状，今後起こりうるリスクと対処法，ケアの内容と留意点，コミュニケーションの方法，病院の主治医と地域の主治医の役割分担，家族の支援体制，退院後の支援体制，週間予定，緊急時の対応と連絡体制，退院日の訪問看護を確認しました。退院後の在宅療養評価のための日程を決めてからこのカンファレンスを終わりたいと思います」

MEMO

多職種連携（Interprofessional Work）

　Interprofessional Work（IPW）という言葉は，英国で始まったInterprofessional Education（IPE）の普及に伴いつくられた俗語であるとされています。日本におけるIPWの言葉の定義は，その表現が少しずつ異なりますが，「専門職の相互作用しあう学習のうえになりたつ協働関係」（大塚ら，2005），「異なる専門職が，あるいは異なる機関（施設）が，サービス利用者（患者・家族）の利益を第一義とし，総合的・包括的な保健医療福祉ケアを提供するために目標の共有，役割・責任の明確化，フラットな関係性，相互尊重と相互依存などの価値を基盤とした協働の方法およびその過程である」（田村，2016）などとされています。また，多職種連携能力には，①他の専門職と区別できる専門職能力（Complementary），②すべての専門職が必要とする共通能力（Common），③他の専門職種と協働するために必要な協働的能力（Collaborative）といった3つの基盤となるコア・コンピテンシーがあります。

役割の違う看護師同士の連携

訪問看護師，訪問入浴の看護師，デイサービスの看護師……
「みんな言うことが違う」と戸惑う家族に何を伝える?

　津田健太郎さん(仮名，82歳男性)は，脳梗塞後在宅療養中です。杖を使ってなんとか歩行できますが，日中は臥床していることが多く，また摂食嚥下障害があり誤嚥性肺炎を繰り返しています。妻は2年前に他界し，息子夫婦と孫2人の5人暮らしで，息子の妻が主に介護をしています。訪問看護のほかに，デイサービスや訪問入浴などのサービスを受けています。

　訪問看護の際に介護者から，「前回の訪問入浴の時に，お義父さんの痰がゴロゴロしていたので，看護師さんに痰の吸引をお願いしたのですが，吸引してもらえなかったのです。訪問看護ではいつもやってくれることを，同じ看護師さんなのにやってもらえないなんて……」とやや不満そうに相談されました。

　また別の日には，「デイサービスから，お義父さんにムース食がお勧めだからと購入用のカタログを渡されました」と相談されました。一方で，誤嚥性肺炎で入院した時の担当看護師からは「ムース食の購入は1食の値段が高いので，退院後はお嫁さんが工夫して作ってくだされればいいですよ」と言われたそうで，介護者は，どうしたらいいのか困っているようです。

>・●確認しよう

生活 の視点

① 健太郎さんの食事の状況を確認します

「喉がゴロゴロする」「ムース食を勧められた」という言葉から，嚥下状態がよくない可能性を考え，健太郎さんの食事のとり方や内容，形態を確認します。

看護 の視点

② 健太郎さんの嚥下状態を確認します

以下の症状がないかを観察し，摂食・嚥下障害の有無を確認します。

・湿性嗄声の有無

・夜間の咳嗽，痰の増加

・発熱・肺炎を繰り返している

・食事時間が延長する，食事量が減少する，食事をこぼすことが増える

・食物の好みが変化する，食欲低下する

・食事中・食後に咳き込む

・体重減少

・咽頭に違和感・残留感などを訴える

このほかにも，フィジカルイグザミネーションとして，唾液などを嚥下してもらい，その際に咽頭隆起部と舌根部を2本の指で軽く触れ，嚥下時にしっかり咽頭挙上（舌根部を目安に）しているかを確認する方法もあります。

いずれにしても，専門的な嚥下機能評価の前に観察をします。

③ デイサービスの看護師のアセスメント内容について確認します

施設における事故には，転倒・転落などのほか誤嚥・誤飲も報告されています。また，摂食嚥下障害の原因には，器質的機能障害や，健太郎さんのような機能的機能障害や，認知症・うつ病といった心理的原因もあります。療養者・家族を支える多職種連携は，他職種との連携だけではなく，看護師同士の連携も必要です。そのため，デイサービスにおいて看護師がどのようなアセスメントをしたのか，また訪問看護師がもっている情報・アセスメントも提示してお互いに情報共有することは重要なことです。訪問時には得られなかった健太郎さんの情報も得られるかもしれません。積極的に情報共有を進めます。

④ ケアマネジャーなどと連携して，看護師同士の連携のあり方を検討します

デイサービスの看護師だけではなく，退院前の受け持ち看護師とも情報共有することは，健太郎さんの生活をよりよく支えるためには大切です。そのため，ケアマネジャーなどに相談して，その場を設定していただくとよいでしょう。

課題と対応

課題の解説

1969年にICN（国際看護師協会）は「継続ケアは，その人にとって最も適切な時に，最も適切なところで，最も適切な人によってケアをされるシステムである」と定義しました。一時的に病院での治療中心の生活を送ったとしても，その後は再び地域・在宅での生活に戻るため，療養生活は継続されています。つまり，療養生活の場が変わるだけで，必要とされるケアが異なるものではなく，生活の質を維持するためには，継続したケアや，継ぎ目のないシームレスなケアが大切になります。したがって，病院看護師，訪問看護師といった看護師同士の連携（看看連携）が強化されることが，療養者へのケアの質を高めることにつながります。

対応のポイント

Point1 ▶ 訪問入浴に従事する看護師の役割を確認します

地域・在宅で働く看護師は，訪問看護事業所の訪問看護師だけではなく，訪問入浴サービスに従事する看護師，デイサービスなどの施設に従事する看護師など，所属先はさまざまです。同じ看護師であっても，所属施設によってできることが異なります。訪問入浴介護では緊急時を除き，原則入浴介助に附帯しない医療業務はできません MEMO 。訪問入浴介護の看護業務と訪問看護は異なります。

訪問入浴介護の看護業務は，介護保険法で定められている居宅サービスの1つです。2014（平成27）年度には，介護予防サービスと介護サービスを合わせて年間累計85万7,900人が利用しています。しかし，医師から医行為に対して指示を受けるシステムがないため，訪問入浴の看護師は医行為を制限されています（厚生労働省，2005）。

　訪問入浴介護に携わる看護師は，介護職員2名とチームを組み療養者宅へ訪問し，利用者の健康状態を観察，入浴の可否判断，入浴中の援助，入浴後の健康状態の観察などを行います。同じ看護師であっても訪問入浴介護に携わる看護師は医行為ができません。しかし，入浴現場における療養者の健康面への慎重な判断や対応，その状況に応じた多職種との連携が求められます。

Point2 ▶ 所属の異なる看護師の役割を認識し，よりよいケアに向けて看護師同士の連携を図ります

　多職種連携には，看護師以外の職種との連携もありますが，この事例のように看護師同士の「看看連携」も重要です。「看看連携」は，地域の看護職同士が，療養者の生活を支えるために，同じ目標をもって信頼関係を築き，対等の立場で協働することです。病院看護師と訪問看護師，介護施設の看護師，訪問入浴介護の看護師など所属する施設の違いにより，できることとできないことがあります。また地域・在宅で看護を提供する訪問看護師などは療養者と家族の生活を中心においていますが，病院看護師は医療が優先になることが多く，視点が異なります。異なる視点から多面的にアセスメントを行い，それぞれの立場から療養者と家族を支えることで，Aging in Place（住み慣れた地域で最期まで暮らすこと）が実現されます。それぞれの看護師の情報やアセスメントを共有し，療養者と家族にとってよりよいケアにつなげていきます。お互いの業務内容や役割を療養者と家族を含めたケアチームで確認，共有するためにも，相互研修の機会や，適宜情報交換の場を設けます。

> **MEMO**
>
> ### 訪問入浴サービス時に行えない業務
>
> 　在宅において訪問入浴サービス時には看護師が同伴しますが，同じ看護師であっても訪問看護師と異なり，入浴サービスに同行する看護師はできることとできないことがあります。本来の目的が入浴ですので，バイタルサインのチェックや，湿布の貼り替え，軟膏塗布などはできますが，入浴とは目的が異なる「痰の吸引」「褥瘡のケア」「浣腸・摘便」などの医行為はできません。

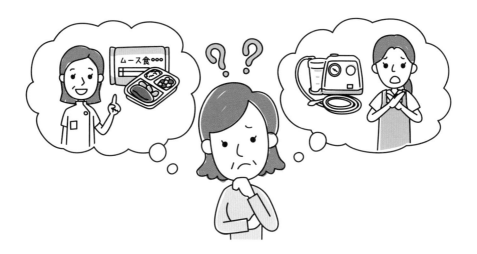

対応 の実践例

家族「先日ね，訪問入浴の時に，お義父さんの痰がゴロゴロしていたので，看護師さんに痰の吸引をお願いしたのですが，やってもらえなかったのです。訪問看護師さんはいつもやってくれるのに，同じ看護師さんなのにあちらはやってくれないなんて……」

訪問看護師「そうだったのですね。痰のゴロゴロはどうされたのですか？」

家族「結局，なんとか自力で痰を出したのですけどね，看護師さんがしてくれていたらお義父さんがしんどい思いをしなくても済んだのかなと思ってね」

訪問看護師「健太郎さんがご自身で痰が出せたのですね。それはよかったです。訪問入浴介護の看護師さんは，看護師には違いがないのですが，訪問入浴介護の場合，医療ケアはしてはいけないことになっているのですよ。痰の吸引などは医療ケアになります。そのため，私たち看護師が医療ケアを行うためには，医師の指示がないとできないのです。緊急時には訪問入浴介護の看護師もできますが，普段は訪問入浴介護の場合，指示を出す医師がいないので，できないことになっています。よくゴロゴロされるようでしたら，私たちが対策を考えますね」

家族「同じ看護師さんでもできないことがあるのですね，教えていただいてありがとうございます。同じ看護師さんといえば，デイサービスの看護師さんからムース食のカタログをお借りしたのです。病院の看護師さんから，私の作る料理でいいって言われていたので，私がいつも少し工夫して料理していたのですけど，それではいけないってことでしょうか。なんだか人によって違うことを言われるので，何が正しいのかわからなくなる時があるのです。どうしたらいいでしょうか」

訪問看護師「そうですね。健太郎さんからお食事について何か言われましたか。そのようなことがなければ，私が見ている限りでは大丈夫ですよ。もしかしたらデイサービスで何かあったのかもしれませんので，ケアマネジャーさんからデイサービスの看護師さんに確認してもらいますね」

家族「よろしくお願いします」

Case
15
役割の違う看護師同士の連携

第 2 部　文献

第 3 章

Case 1

・Benner. P./ 井部俊子(訳)．(2001/2005)．ベナー看護論 新訳版—初心者から達人へ．医学書院．

・岡本有子，辻村真由子，吉永亜子，ほか．(2006)．訪問看護師の排便援助に関する研究：排便問題を抱える要介護高齢者と排便介助のできない家族看護者に対して．千葉看護学会誌，12(1)，100-107．

・嘉手苅英子，金城忍．(2007)．在宅要介護者の排泄上の問題に対する訪問看護師の援助の特徴　千葉看護学会誌，13(2)，27-35．

・河野政子．(2011)．排便ケアにおける訪問看護師の臨床判断の特徴：病棟看護師との違いに着目して．聖路加国際大学大学院看護学研究科学位論文．

・田中悠美，渡邉順子，篠崎惠美子．(2014)．排泄障害のある在宅要介護高齢者に対する看護介入行動の実態と自然排泄移行の可能性に関する調査．日本看護医療学会雑誌，16(2)，29-39．

第 4 章

Case 4

・内閣府．(2009)．動物愛護に関する世論調査報告書．
https://survey.gov-online.go.jp/h22/h22-doubutu/(2021 年 1 月 13 日アクセス)

第 5 章

Case7

・Izumi, S. Nagae, H. Sakurai, C. et al.(2012). Defining end-of-life care from perspectives of nursing ethics. Nursing Ethics, 19(5), 608-618.

・和田洋子．(2017)．6 章 A-③在宅におけるエンドオブライフケア．河原加代子ほか, 系統看護学講座 統合分野　在宅看護論．p.224．医学書院．

・アルフォンス・デーケン．(1986)．死を看取る．〈叢書〉死の準備教育　第 2 巻．メヂカルフレンド社．

・Fink, S. L.(1967). Crisis and Motivation: A theoretical model. Arch Phys Med Rehabil, 48(11), 592-597.

Case 8

・Lynn, J.(2001). Serving patients who may die soon and their families: the role of hospice and other services. JAMA, 285(7), 930.

・厚生労働省．(2018)．人生の最終段階における医療・ケアの決定プロセスに関するガイドライン．
https://www.mhlw.go.jp/file/06-Seisakujouhou-10800000-Iseikyoku/0000197721.pdf
(2021 年 1 月 13 日アクセス)

Case 9

・Hansson, R. O., Stroebe, M. S.(2007). Bereavement in Late Life-Coping, Adaptation, and Developmental Influences. pp.41-60, APA.

・Prigerson, H. G., Cherlin, E., Chen, J. H., et al.(2003). The stressful caregiving adult reactions to experiences of dying(SCARED)scale: a measure for assessing caregiver exposure to distress in terminal care, Am J Geriatr Psychiatry, 11(3), 309-319.

・Reid, D., Field, D., Payne, S., et al.(2006). Adult bereavement in five English hospices: types of support, Int J Palliat Nurs, 12(9), 430-437.

・厚生労働省．(2018)．がん対策推進基本計画(第 3 期)．
https://www.mhlw.go.jp/file/06-Seisakujouhou-10900000-Kenkoukyoku/0000196975.pdf
(2021 年 1 月 13 日アクセス)

・Worden, J. W.(2002). Grief Counseling and Grief Therapy: A Handbook for the Mental Health Practitioner(3rd ed). Springer Publishing Company, NY.

・溝部由恵，真継和子．(2020)．訪問看護におけるグリーフケアの現状と課題：文献検討，大阪医科大学看護研究雑誌, 10, 70-81．

・厚生労働省．(2018)．人生の最終段階における医療に関する意識調査報告書．
https://www.mhlw.go.jp/toukei/list/dl/saisyuiryo_a_h29.pdf
(2021 年 1 月 13 日アクセス)

第 6 章

Case 10

・公益社団法人認知症の人と家族の会．（2012）．認知症の介護家族が求める家族支援のあり方研究事業報告書——介護家族の立場から見た家族支援のあり方に関するアンケート．
http://alzheimer.or.jp/largefile_for_wp/2011kazokushien_houkoku.pdf
（2021 年 1 月 13 日アクセス）

Case 11

・二宮利治ほか．（2015）．厚生労働科学研究費補助金・厚生労働科学特別研究事業「日本における認知症の高齢者人口の将来推計に関する研究」報告書．
https://mhlw-grants.niph.go.jp/niph/search/NIDD00.do?resrchNum=201405037 A
（2021 年 1 月 13 日アクセス）

Case 12

・厚生労働省/三菱総合研究所．（2019）．介護現場におけるハラスメント対策マニュアル．
https://www.mhlw.go.jp/content/12305000/000532737.pdf
（2021 年 1 月 13 日アクセス）

・一般社団法人訪問看護事業協会．（2019）．訪問看護師が利用者・家族から受ける暴力に関する調査研究事業報告書．
https://www.zenhokan.or.jp/wp-content/uploads/h30-2.pdf
（2021 年 1 月 13 日アクセス）

第 7 章

Case 13

・鈴木朋子，原礼子．（2011）．在宅療養支援診療所医師と訪問看護に携わる看護職との連携——在宅での"看取り"におけるインタープロフェッショナルワークの実態．
http://www.zaitakuiryo-yuumizaidan.com/data/file/data1_20110307025210.pdf
（2021 年 1 月 13 日アクセス）

・山崎智可．（2018）．日本の訪問看護師が捉える医師との連携に関する文献レビュー——連携の実践と課題に焦点をあてて．文化看護学会誌，10(1)，61-70．

・公益社団法人日本看護協会．（2006）．訪問看護ステーションにおける在宅療養支援診療所との連携に関する研究報告書．
https://www.nurse.or.jp/home/publication/pdf/kangoseisaku/2006/zaitaku_report.pdf
（2021 年 1 月 13 日アクセス）

・あいちの地域包括ケアを考える懇談会．（2012）．地域包括ケアシステムの構築に向けて（中間報告）．
https://www.pref.aichi.jp/uploaded/attachment/30147.pdf
（2021 年 1 月 13 日アクセス）

Case 14

・大塚眞理子，平田美和，新井利民，ほか．（2005）．在宅要介護高齢者への援助活動におけるインタープロフェッショナルワークの構成要素．埼玉県立大学紀要，6，9-18．

・田村由美．（2016）．多職種連携．日本看護管理学会学術活動推進委員会（編），看護管理用語集　設立 20 周年記念，一般社団法人日本看護管理学会．

Case 15

・厚生労働省医政局長．（2005）．医師法第 17 条，歯科医師法第 17 条及び保健師助産師看護師法第 31 条の解釈について（通知）：平成 17 年 7 月 26 日．医政発第 0726005．

索引

数字・欧文

24 時間対応体制　69,74
ACP　78,79 [MEMO]
ADL　36,49,53,56,78,85,92-93,104
Aging in Place　108
ALS　102-103
COPD　41,64
CUS　100
IPW　105 [MEMO]
NIC　28
NURS　30-32,50,94
QOL　11-12,36,43,76
SpO$_2$　41
SBAR　100

あ

挨拶　19-22
あいづち　27
アサーティブ　99
アセスメント　36,49-50,53-54,61,73,86,
　99-100,107-108
暑さ・寒さ対策　65
アドバンス・ケア・プランニング（ACP）　78,
　79 [MEMO]
アドボケーター　100
安全管理　43
言い換え　27
意思決定支援　43
医療法　44
医療保険　55,74,77,93,103,105
インフォームド・コンセント　43-45,105
うなずき　27
エチケット　14
塩分制限　98,101
オウム返し　27
お金の管理　84-87

か

介護保険　17,36,55,59,61,74,77,80,93,
　103,105
介護保険事業所　44
介護保険施設　9,43
介護保険法　103,108
解釈モデル　26,43 [MEMO] ,78,93,100
下肢の筋力　53 [MEMO]
家族介護者　36,48-50
がん　11,64,72,74,76,77 [MEMO] ,80,82,103
看看連携　107-108
関係構築の技法　25,29-30
看護介入分類　28
看護過程　32,42-44
看護サービス　44 [MEMO] ,49
感情探索の技法　29-30
カンファレンス　33,79,83,98,101,102-105
緩和ケア　72-73
聴くための技法　25
機能強化型訪問看護管理療養費　69
虐待　92-94,96
吸引　106,108
救急搬送　66,68,70
共感　27-29,31,64,81-82
居宅　14,53-54,68
居宅サービス　33,44,49,108
緊急電話　68-70
苦情　48,52,103
グリーフ　80-82,83 [MEMO]
グリーフプロセス　82,83 [MEMO]
車いす　84-85
クレアチニン　98,99 [MEMO] ,101
ケア会議　58,59 [MEMO] ,75,86
ケアコーディネーター　104
ケアサービス　10-12,21
ケアプラン　59,103,105
ケアマネジメント　43,103
ケアマネジャー　9,17,48-49,51,52,55,59,
　63,103-105,107,109
傾聴　28-31,64,82

契約　10,30,35,49,52-53,62,69,103

血圧測定　38-39,92

玄関　15,18-19,22

権利擁護　43-44,94

誤嚥性肺炎　106

呼吸音　40-41

互助　9

個人情報　35 [MEMO]

さ

サービス計画書　33,103

サービス担当者会議　57-58,59 [MEMO] ,86

在宅酸素療法　64-65

在宅看取り　72,76

サイン　26-27,30,94,97

支持　31-32,50,94-95

事前指示　79

室内環境　65-66,68,70

終末期の軌道　77 [MEMO] ,78

主治医　14,45-46,50,68-70,76,98-101,
　104-105

守秘義務　35 [MEMO]

障害者総合支援　103,105

常同行動　88,89 [MEMO] ,90

初回訪問　46

食生活　46,50

人工呼吸器　54,102,104-105

人獣共通感染症　61,63 [MEMO]

人生の最終段階　78-81

診療の補助　99

ストーマ　88

生活援助　17,61

生活者　8,11,43

生活の場　11,14,25,28-29,30,35-36,
　42-43,53-54,74

積極的傾聴　28-31,64

摂食嚥下障害　107

セルフケア　43,60-61,77,83

全人的アプローチ　101 [MEMO]

尊敬　31-32,50,94-95

た

退院調整看護師　104-105

体温測定　37-39

大腿骨頸部骨折　48

多職種連携　43-44,78,82,86,99,104,
　105 [MEMO]

脱水　64,66,97

地域支援チーム　102-104

地域包括ケアシステム　9-10,44,69,79

地域包括支援センター　9,79,94-95

中立的発言・中立的立場　27

超高齢社会　8-9,11,89

沈黙　26-27,95

デイサービス　56-59,70,84-86,106-107,
　109

てんかん　98,101

転倒・転落　43,107

糖尿病　60-61

動脈血酸素飽和度　41

閉ざされた質問　25-26

独居　17,60,64,76

な

ナイチンゲール　8

ニーズ　8,11,32,44,49,50,104

認知症　9,11,21,31,48,59,77 [MEMO] ,84,86,
　87 [MEMO] ,88,89 [MEMO] ,90,92-96,107
　──の介護家族の支援　87 [MEMO]

熱中症　64,66-67

脳梗塞　56,106

脳卒中　98

は

パーキンソン病　84,89

排泄ケア　49

排便コントロール　49

排便日誌　50 [MEMO]

ハラスメント　94 [MEMO]

索引

反映　26-27
非言語的促進　26-27
非言語的メッセージ　25,27-30
悲嘆　81,83 [MEMO]
病院内看護　10
開かれた促し　26-27
開かれた質問　25-28
フィジカルイグザミネーション　12,15,35,37,
　107
浮腫　38,98,101
プライバシー　24,35
プライベート　14,34
プロフェッショナル・グリーフ　83 [MEMO]
ペット　17 [MEMO],61-62
ヘンダーソン　8,42
便秘　48,50,81
訪問回数　55 [MEMO],70
訪問かばん　14-16,23
訪問看護記録　33,45-46
訪問看護計画書　33,45,99
訪問看護指示（書）　14,33,98-100
訪問看護ステーション　12,69,100
訪問看護報告書　33,44-45
訪問入浴　9,106-107,108 [MEMO],109
暴力　88-90,94 [MEMO]
保健師　9,105
保健師助産師看護師法　35 [MEMO],99

ま

前置き　35

枕詞　35
まとめ　26-28
慢性腎不全　98-99,101
身だしなみ　15,17,18
民生委員　79,86
虫　17 [MEMO]
命名　31

や

腰椎圧迫骨折　52
要約　26-28

ら

理解　31,94-95
理学療法士　33,55,68,104
リハビリテーション　46,52,55-59,84-85,92,
　103-104
リビングウィル　79
療養上の世話　99
療養通所介護　105
レスパイト（ケア）　57,70 [MEMO]
老老介護　84-86

わ

ワーキングメモリ　90,91 [MEMO]
和室　20-21,52